HEALTH CARE SYSTEM AND CULTURE IN HOLLAND

医路如荷

我在荷兰当医生

吴舟桥◎著

電子工業出版社
Publishing House of Electronics Industry
北京·BEIJING

图书在版编目（CIP）数据

医路如荷：我在荷兰当医生 / 吴舟桥著 .—北京：电子工业出版社，2018.9

ISBN 978-7-121-34873-0

Ⅰ.①医…　Ⅱ.①吴…　Ⅲ.①医疗保健制度－研究－荷兰　Ⅳ.① R199.563

中国版本图书馆 CIP 数据核字（2018）第 183204 号

策划编辑：张　冉（zhangran@phei.com.cn）
责任编辑：张　冉　　特约编辑：尹玉峰
印　　刷：三河市双峰印刷装订有限公司
装　　订：三河市双峰印刷装订有限公司
出版发行：电子工业出版社
　　　　　北京市海淀区万寿路173信箱　　邮编：100036
开　　本：880×1230　1/32　印张：6.375　　字数：126千字
版　　次：2018年9月第1版
印　　次：2018年9月第1次印刷
定　　价：45.00元

凡所购买电子工业出版社图书有缺损问题，请向购买书店调换。若书店售缺，请与本社发行部联系，联系及邮购电话：（010）88254888，88258888。

质量投诉请发邮件至zlts@phei.com.cn，盗版侵权举报请发邮件至dbqq@phei.com.cn。

本书咨询联系方式：（010）88254210，influence@phei.com.cn，微信号：yingxianglibook。

序

Preface

顾中一

吴舟桥请我给他的书写序，一开始我是百般推辞的。这些年来，我帮很多朋友的新书写过推荐语，自己也经常和粉丝们分享读书笔记，但是帮别人写序真的是第一次。限于文笔，我目前为止出了三四本书，也只有第一本配了序，其他都是直接上正文。而且我自认为没有为吴舟桥写序的资格，在我的心目中，他才是我学习的榜样。

多年前我们就交流过有关医学科普的心得，我也拜读过他的一些作品（比如有关身高和营养的文章），此后他去荷兰留学，我与他的交流方式主要是微博，但哪怕只是文字，他的严谨、风趣也给我留下了深刻的印象，而且，他除了医生的身份，还有自己的乐队，每次见面，他都是满面笑容，带给人阳光和温暖。所以我相信他的书会和他的人一样带给人们收获，读完发现果然如此。

这本书介绍了一些中国和荷兰医疗制度的差异。我硕士毕业于清华大学医学院公共卫生专业，卫生经济学、卫生事业管理学等课程都是必修课，也听过不少专家、学者、官员的课，我得到了一个简单的结论：任何国家都没有完美的医疗改革制度。

书里介绍了荷兰的就医体验、资费等不为国人所知的一面，有些体验令人羡慕，比如书中提到的荷兰儿科。我也曾在我原先工作的一家国内三甲医院挂过儿科的号，整整排了五个小时……后来我去过一次高端私立儿科医院，治疗一处自愈性疾病，第一个晚上就不出我所料地花了4000元，算上第二天复查等费用是5000多元。即便如此，下次再出现类似的“自愈性疾病”症状，我还是会去医院，因为在我的价值观里，孩子的健康远比5个小时、4000元更重要，即便是这次凭借我的知识处置得当了，如果发生其他情况呢？我宁愿相信医生的专业判断。

只不过“相信医生”并不等于迷信医生，医疗资源永远都是稀缺的，事实上，很多医生的水平也确实参差不齐，我通常会建议患者进到医院后不要把一切都交给医生，自己应该多了解一些相关信息，做出最适合自己的医疗决策。

作者在这本书中也分享了一些针对患者的建议，大家可以参考。比如其中提到的商业保险。去年，我给自己买了百万元保额的重疾险，但我的母亲认为我们家并不需要商业保险，直接靠医保报销，剩下自付即可。然而天有不测风云，我母亲今年得了一种很难治的病，每天要用四五种抗生素，治疗一年的治愈率也就20%，大批患者因为无法耐受药物不良反应而放弃治疗，十分痛苦，而且仅自费药物一年的开销就有数十万元，连医生都悄悄跟我说：要不你自己去买印度仿制药吧……

这场遭遇让我对“看病”有了更多的认识，而我好歹也是在医院工作过近10年的医务工作者。很多普通患者基本不了解“看病”背后是怎样的机制在运作，还有哪些可能来扭转这样的局面？有没有其他的解决方案？这本书或许能带给你一些启发，当你发现荷兰人看个门诊可能都需要等上两周甚至更久、做个手术要排队等上几个月之后，至少会让你在国内就医时的心态放得更平和一些。

很多恐惧都源于无知，希望吴舟桥的这本医疗科普小书能让“医路”同行的你我走得更踏实、更平稳。

顾中一

注册营养师，清华大学公共卫生专业硕士，北京营养师协会理事，北京市营养学会理事。八年三甲医院营养师经验，多位明星私人营养顾问。作为专家接受中央电视台、湖南卫视采访，录制《天天向上》《养生堂》《我是大医生》等节目。荣获2017年十大科学传播人物、微博2015十大影响力医疗大V、健康中国2012年度风尚人物等称号。

自序
Author's Preface

吴舟桥

"你们所谓的进口其实就是我们欧洲本地产的，所以价格比中国便宜是很自然的事。"

当时在手术台边，我很诧异荷兰医生使用那些昂贵的医疗耗材为什么像不要钱一样，于是就问我的导师，他给出了上述解释。今天，当我坐在电影院里看《我不是药神》的时候，这句话在我耳边不停回响。如果让我再次回到那天的手术台，我或许会跟我的导师说："事情并不是这么简单……"

这本书中的多数文章都是2011年到2015年我在荷兰留学期间以及回国初期写的，其中一部分陆续发表在《东方早报》"身体周刊"上。尽管专栏写了很久，但我的内心一直存有疑问，这本书是写给谁看的？正如要让荷兰人了解一个真实的中国是很难的，起初我并不知道这些比较中国医疗与荷兰医疗的文章的读者都是什么样的人，他们从事什么职业，是医生还是普通人，因为文章中的一些关于医疗的故事看起来离中国人还有一点远。然而，今年2月的《流感下的中年北京》(以下简称《流感》）文章和《我不是药神》电影引发的医疗相关话题的现象级讨论，以及回国至今的临床工作经历让我顿悟——这本书是写给每个中国人看的。

《流感》一文是我蜷缩在值班室的下铺上读完的，当时正值北京的冬天，彻骨的不仅是天气，还有字里行间的痛苦。文章在短短几天内就达到几千万阅读量并上升成为热点话题，我想是因为和作者同年代的很多人都从中读到了自己的恐惧，特别是在大城市里拼搏的中青年人，他们能从中隐约触摸到自己的过去、现在或是将来。

文章描述的很多情节，我都作为参与者或者旁观者有过类似的经历。要知道在荷兰，医生和患者都要省心一些，因为几乎每个荷兰人都有商业保险，保险可以覆盖绝大部分医疗开支，导致在外人看来，荷兰人看病几乎免费。而支撑这种“免费”医疗体系的，则是商业保险公司对风险和收益的精确计算。

文中对于岳父最后一句话的描述，让我想起了曾经遇到过的让我无法忘怀的“遗言”。患者女儿一直拒绝告诉父亲真实病情，父亲去世前留给女儿的最后一句话是：去把厨房水龙头关了。那时他已经在病房躺了一个多月，身体每况愈下。事后女儿大哭，后悔没有告诉父亲真相，让他走得不明不白。这样的事情会让我想起荷兰医生的极端纯粹，把患者的身体交给患者自己来决定，只要患者明确表达意愿，医生甚至可以不“参考”家属的意见。

文章甚至还谈到“不让孩子学医”的话题，这也戳中了不少医生的软肋。在同样以临床专业身份到荷兰攻读博士的中国留学生中，除了我，其他人都转行了……

《流感》文章作者的岳父仿佛就是我经手诊治过的患者之一，我们医患双方都很努力，但最终却没有获得大家想要的结局。在这几年的临床工作中，我的脑海里常常浮现我在荷兰的所见所闻，我会思考，如果遇到同样的问题，荷兰人会给出怎样的答案。然而，无论何种答案出现在荷兰都不会让人觉得奇怪，这正是风车之国的独特之处，独特到即便在西方国家，荷兰也总是扮演先行者的角色，比如安乐死。很多在我国医疗领域被讨论、争论的话题，实际上在西方也饱受争议，而荷兰人则敢于大胆尝试，把探索精神发挥到极致。尽管其他国家不免置喙，但他们依旧特立独行。荷兰在很多人的观念中是一种比西方“更西方”的形象。这种代表性和争议性也正是我想写荷兰的原因。

在荷兰留学的四年时间里，我看到了一个和我们非常不同的国家和民族。而在不同的文化、历史土壤中所衍生出来的问题即使看上去类似，解决方法和带来的效果也是千差万别的。医疗本就是一个国家的大话题，它所涉及的领域众多，更关系到每一个国民的生活甚至生命。所以我并不是要在这里给中国的医疗体系提出什么修改建议或解决方案，我只是尽自己所能去还原真实的荷兰医疗。如果我的这些小故事能为我们的医疗大话题提供一些思考的素材，甚至带来一点启发，那将会是非常令人欣慰之事。

由此想到《我不是药神》电影的最后一幕：影片用几行文字描述了真实事件发生后，我们政府对于进口抗癌药问题的一系列政策变化，这让我国慢粒白血病患者的存活率从2002年的约30%提高到2018年的约85%，这正是“真实”所带来的最实际的改变。而对于真实的描述，正如《我不是药神》这样的作品，也获得了强烈的社会反响，李克强总理还对电影引发的舆论热议作出批示，从而让下一次改变更值得期待。

我们每一次看到的真实，都会为改变埋下种子。

谨以此为序。

目录 Contents

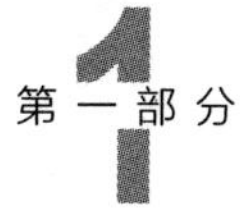

第一部分

看病　001

在荷兰看牙医　002

号贩子　006

高大上的荷兰儿科　013

荷兰的家庭医生　015

规则与素质　020

在荷兰看急诊　025

荷兰急诊的另一面　040

欧洲的公共设施　044

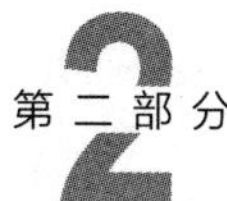

第二部分

敏感词　049

肾移植　050

“生死状”　055

隐私　063
安乐死　068
生命的尽头　080

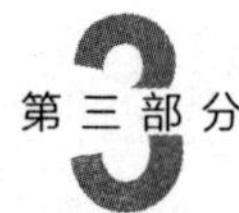
第三部分

制度的问题？　095
抠门的荷兰医疗制度　096
制度与成本　110

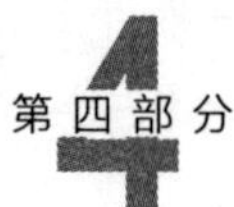
第四部分

传承　119
匠人精神　120
解剖教室　133
手术见闻　139
欧洲科研的传承　144
医学的传承　159

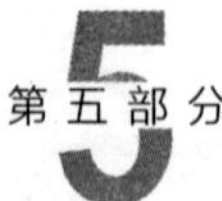
第五部分

成长　169
从外科培训生到外科医生　170
为理想而活　181

PART 1
第一部分：看病

“不用挂号，不用先付钱，也不用出示任何身份证明。

医生态度比空姐还要好。

开了处方到外面的药店自己买药。

做手术也不用先付钱。

出院后会收到医院的账单，如果有人赖账，政府会以财政拨款来支付私立医院的坏账……”

——网友对荷兰医疗的描述

在荷兰看牙医

前几天，我智齿冠周炎发作（对，作为医生我就是知道自己得了什么病），牙龈肿痛得厉害，不得不寻求医疗帮助。

在荷兰，想要看病有几个必备条件：身份证明、有效居住地址、社保号、医疗保险、固定的家庭医生（及牙医）。虽然我在医院工作，但在荷兰，患者是不能直接前往综合医院寻求专科治疗的（若在国内，就像不能随便去三甲医院挂号看病一样），我必须找一个牙医诊所去看病。如果牙医认为我需要专科治疗并开具转院证明之后，我才可以去真正的医院。

想要当天看牙医几乎是不可能的。除了急诊，荷兰几乎所有的医疗过程都需要预约。给诊所打了好几个电话软磨硬泡，牙医仍然不买账。解释半天说自己已经疼得不行了，最终约到了第二天下午。尽管如此，还是感叹自己运气太好了，居然能约到第二天！ 即便我知道我的病情能用甲硝唑消炎，但在荷兰，没有医生处方休想买到抗生素，就算在家疼得嗷嗷叫也没办法。

第二天下午到牙医诊所，在登记注册了一大堆文件之后，终于在约定的时间见到了大夫。大夫人很好，帮我详细地检查了病齿和其他齿，拍了一张X光片，最终结论：智齿得拔。于是，医生开药，果不其然是甲硝唑。医生给我开具了转院证明，只有拿着这张证明，我才能去综合医院寻求进一步治疗。他说，会将我的X光片发到大医院，到时候就不必再拍了（请记住这句话）。我拿着转院证明回家了，没有付钱——并不是因为免费，而是因为账单会寄到我家里。 整个医疗过程不到20分钟，医生并没有给我进行任何治疗，但当我收到账单的时候发现，一共52欧元（折合人民币400多元）。其中，医疗咨询费用15欧元，X光片费用19欧元，甲硝唑30片18欧元。这比国内社区医院几块钱的挂号费和1块钱20多片的甲硝唑价格更令我忧伤。但收到账单必须付钱，否则罚款动辄几百欧元，绝对让你难忘。

拿着转院证明，我又跑去我所工作的医院预约拔智齿的时间。由于我本身就在这里工作，所以能直接到口腔科预约，结果是：三周之后！好吧，这个等待的时间很有荷兰特色。在荷兰，病人从家庭医生转诊到综合医院外科，预约时间也多是两三周之后，距离手术的时间可能更长一些。

好不容易等了三周的时间，牙也不疼了，肿也消了，但还得去医院拔牙。刚被叫号之后，就被拖去拍了个X光片（诊所医生不用再拍片的保证犹在耳边回荡），我向他们解释说我已经在诊所拍过并且备份到医院电脑上了，但护士耐心地向我解释：小诊所的机器清晰度不够，我们需要更高的辨析度。这个解释真的太熟悉了，作为国内三甲医院的医生，我也常常要向患者解释为什么需要重新拍片。这次，我站在患者的立场上，尽管可以理解面前的护士，但还是对之前诊所的保证汗颜。我的医生是个年轻大夫，他在治疗过程中一边操作一边解释，拔牙的过程很顺利，拔牙之后应该开药，但医生在得知我家有止痛药之后就没有开。一般情况下，在荷兰拔智齿并不使用抗生素。同样地，我不用付钱就可以走了，就等着回家收账单了。

通常，拔两侧智齿大约需要花300 ~ 400欧元（合人民币两三千元）。这笔钱如果让患者全额支付的话，对荷兰人也算是不小的开销，幸好大多数荷兰医疗保险涵盖了拔除智齿的大部分开销，因此，尽管账单高得吓人，但个人支付的部分还是比较少的。这次拔牙我需要支付大约100欧元。

荷兰政府要求所有国内居民（包括我这样的短期居民）必须购买医疗保险。除了美容、牙医之外，绝大多数“基本”

诊疗费用都由保险公司承担，因此，荷兰家庭的医疗支出也相对比较稳定。有些保险公司能够直接从医疗机构走账并支付投保人的费用，患者连账单都收不到，看上去确实“类似”免费医疗了。不过，荷兰居民购买的常用医疗保险每人每个月大约100欧元，对一般家庭（上有老下有小，且通常不止一个孩子）来说，医疗开销是家庭支出中占比较大的一部分。居民可以在一定范围内挑选自己的家庭医生（和牙医），但拿着转院证明前往医院时，患者并不能选择“普通号”或“专家号”，是否需要更高一级医师的帮助是由开转院证明的医生决定的。而转院后的门诊大夫可能是刚毕业的住院医师，也可能是世界知名的大教授。如果患者无理由拒绝首诊医师，会被请出医院。

以上就是本人在荷兰就医的一次真实体验，都说老外极为讲秩序，在亲身经历之后，我对“秩序”二字有了更全面的认识。尽管法律规章让人深感烦冗，且任何事情都需要预约和长时间等待，但荷兰人按部就班的行事风格却使这一切井然有序。这种井然有序的感受，也与我在荷兰所经历的很多其他体验一样。

号贩子

没有号贩子怎么看病

荷兰看病讲秩序，需要花时间等待。而在中国，我们通常不愿意等，如果牙疼必须尽快看到医生，怎么能等上三个礼拜？于是就产生了一群秩序外群体——号贩子。号贩子通常被嗤之以鼻，但人们有时却不得不找。曾经有个东北姑娘在医院挂号大厅怒斥号贩子的视频被人放在网络上，引起广泛关注，再次把“号贩子”这个老生常谈的话题推到风口浪尖。

而我在一个没有号贩子的国家——荷兰——生活了很长时间。这样的生活体验乍看很不错，因为只要付了基本国民保险（虽然很贵），看病几乎是免费的，而且，即便是世界级专家给你看病，也是免费的。当然，专家看病免费并不能解释荷兰为什么没有号贩子，因为中国医院的专家号也比较便宜，只是经号贩子倒卖之后才成了高价商品。所以，荷兰到底是如何做到没有号贩子的呢？

简单来说，主要是靠荷兰的转诊制度。当你有普通疾病时，小医院甚至家庭医生就帮你解决了，如果疾病非常复杂，需要专家才能救治，就可以通过转诊制度把病人送到该领域内最适合的专家那里。当一个病人的病情只有全荷兰的几个大专家才能诊治的时候，医院就会把你转到这几个大专家那里，而医疗保险也涵盖了其中产生的医疗费用。

这一切不就是我们想要的吗？对，看起来这就是我们中国人想要的医疗制度，甚至是全世界人民想要的。但是，在这看似美好的现实背后，还藏着很多身处中国国内的患者看不到的另一面，而我在荷兰却看到了。

我多次在专栏里说过，在荷兰的医疗体制下，病人等待的时间实在是太长了。我在荷兰看过敏问题，病都好了几个月才看到上级医院的医生（并非专家），于是我和那个大医院的小大夫聊了半天，挖掘了我的各种过敏史，然后，他却什么药都没开，因为我已经不过敏了。很多慢性病人想要看专家教授，经过一次次转诊而过去几个月甚至大半年时间的情况比比皆是。而跟荷兰相比，一些看病完全免费的国家所需要的等待时间则更长。例如，在英国留学生圈子就广泛流传着“小病等好，大病等死”这句话，可见英国的免费医疗体系也会令人哭笑不得。

那如果我实在心急，能不能直接去大医院找最好的专家挂号看病呢？可以，要么出国要么有钱。私立医院的大门永远向有钱任性的富豪敞开。如果几十万元、上百万元的医疗费不算什么的话，瑞士等国家有大量私立医院能够提供高端优质的医疗服务。当然，对于绝大多数老百姓而言，要享受专家教授的服务，只有在家里等。当所患疾病一定要专家出手的时候，专家是会出手的。

如果没钱又想早点看到专家号，早起去医院挂号排队可以吗？不可以，刚才说过了，荷兰医疗采取转诊制，绝大多数医院没有挂号的说法，只能预约。

另外，国内患者可能想象不到，虽然专家给病人看病是“免费”的，但是患者没办法挑选给自己看病的医生。患者在一定程度上可以挑选自己想去哪个上级医院，当他们选择的时候，家庭医生会和他们说：周边这几个较小的医院可能要等2个月，而全市最大的医院要等4个月。之后，患者可以根据相应情况来选择一家医院的床位或者门诊进行预约。但去医院看病的时候，患者并不知道自己的接诊大夫到底是全国有名的专家还是医院刚入职的年轻大夫。这都是有可能的，主要取决于医生对病情的判断，而非患者或其家属早起挂号，或者从号贩子手里买一个专家号就能够决定的。

说到这里，答案也更加清晰了——荷兰连“专家号”这种服务都不存在，所以压根就不会有号贩子的存在。由医生根据病情来决定是否需要更专业的大夫参与治疗，而不是由患者及家属这一方来决定。所以说，荷兰之所以没有号贩子，是依靠他们相对完善的医疗制度来实现的，这样才能使优质的医疗资源得到合理的分配，并且通过价格杠杆来避免资源浪费。这样看来，我们中国医疗制度要走的路还很远。但话又说回来，如果真走这条路，他们这盘西餐适合我们的中国胃吗？

西餐是否适合中国胃？

中西方看病模式的差异，就如同中西方在饮食上的差异。在一个没有号贩子的国家看病确实没有那么辛苦，花费也没有那么高，但这盘西餐适合中国胃吗？或许结论对每个人而言都不是那么显而易见的。

作为一个大夫，站在所谓的大局观的角度，当然希望国人吃的是西餐——每一道菜都有自己的顺序，而且间隔不会太短，就餐环境也很安静，不像中餐上得那么快，餐馆那么嘈杂。在荷兰看病就像吃西餐那样，由不同级别的医院来处理相应级别的疾病，大医院少了很多“小毛病”，自然会清净很多。

但咱们中国人早就习惯了中餐。生病了，上药店随便买几盒药就像是点几个凉菜，上得快，先给肚子垫个底儿。而且早就习惯了自己吃药吃不好，就得立即去医院挂号看病。等着预约？有没有搞错！就好像在中餐馆里，凉菜一上完就紧接着上一盘一盘的热菜，在中餐馆吃饭，久久不上热菜，顾客肯定会投诉。但是，如果哪个西餐馆不等顾客吃完，也跟中餐馆一样一道道紧接着上菜，肯定也会被投诉。

作为一个在大医院工作的医生，我或许更希望看到医疗资源能够被合理应用：来找专家看病的人都是需要专家出手的，那些普通的病患不要动辄就找专家，这样会无端占用本已经稀缺的医疗资源。但我也深深明白这并没有那么简单——只要角色稍微一变，立场就会很不一样。一次，好友的孩子头上起皮疹，在荷兰看了一周多，家庭医生开了很多药，却没有什么效果。家长实在受不了，来向我求助，我和皮肤科专业的同事们讨论了一下，很快就给出了有针对性的治疗方案。治疗效果很好，家长也很开心。但不难想象，如果这个家长是不认识我们这些中国大夫的土生土长的荷兰人，那他们就只能等待，等着第一波治疗无效之后再由家庭医生转给二级医院。后来，每当有人跟我说："你看人家国外，连家庭医生水平都很高……"我就会拿这个故事作为反例讲给对方听。

如果问荷兰人是否愿意享受免费、便利又高质量的医疗服务，答案应该和我们中国人一样，只是天下哪有这么多好事儿集中在一起砸到咱们头上呢？荷兰的医疗服务总体上很好，但开销较高、效率较低，俗称"看病难，看病贵"。就像我之前说的，除了急诊，所有大病小病都要等，每个家庭每月几千元人民币的基本医疗保险对于一般荷兰家庭而言也不是一个小数字。如果不想等，那就得花大价钱看病。所以说，不深入其境，可能确实很难理解不同人在生活中有着多么不同的体验。我们羡慕的免费医疗的代价，未必是目前的中国患者能够接受的。

不可否认，中国医疗确实存在很大的问题，但还有一个被很多人忽视的优势，那就是高效。荷兰的病人很难想象自己只要买张车票就能到全国最好的医院看病。面临现状，一味效仿西方未必是我们的出路，找到适合自己的方式才是最好的。例如在杭州，各种途径的预约挂号已经占到大医院门诊量的七成，这对于解决号贩子问题无疑是一个很好的办法。目前全国各大医院逐渐开始实现的手机预约挂号方式也日益成为普通挂号之外的重要补充。当然，这种能够实现公平的办法自然会牺牲效率，患者会因此增加等待的时间，此事两难全。

媒体曾有过很强烈的呼吁：与其让号贩子这些中间商谋取暴利，不如直接通过市场价格调整来实现医生的价值。但这在以公益为目的的公立医院还很难实现，因此就需要体制不断打破公立医院的垄断，将医生独立出来，建立自己的品牌，让市场部分参与到医生个人的品牌建立和价值体现中来。

也有传闻说医院系统要打破事业单位编制，虽然很多医生都竭力反对丢掉铁饭碗，但在长远看来，这也许才是解决号贩子问题的根本办法。

高大上的荷兰儿科

儿科工作强度大、收入少、风险高，经过医闹们近20年的“努力”，中国的儿科终于成为医学学生们都不愿选择的专业，据说连执业医师考试都要对儿科医生采用降分的方式提高录取率。但是，儿科在荷兰却是一个让人羡慕的专业。

在荷兰工作期间，我和儿科同行们一道合作的时候才发现，儿科医院实在是高大上。走进鹿特丹医学中心儿童医院的大门，完全感受不到那种让小朋友害怕的消毒水、白大褂的氛围，更像是个幼儿园或游乐场。到处都是孩子们的游乐设施。诊室里也贴满了各式各样的卡通人物的图画，甚至连诊疗床都很卡通。很多小朋友去医院看病的第一件事情，就是让爸爸妈妈在门口的商店里买一个气球，甚至会再买一个冰激凌，于是一家人就这样快快乐乐地进医院看病去了。其实，儿科的高大上绝不仅限于硬件。我在荷兰遇到很多学习成绩非常优秀的医学学生，他们都想做儿科医生，却担心自己的水平不够，面试选不上。我听到这儿，下巴都快掉了，儿科在中国几乎要通过降分来吸引生源，而在荷兰却是那些最牛医学学生心中的理想科室！荷兰的儿科为何这么令人趋之若鹜？而中国的父母对下一代的培养可谓不计成本，为什么到儿科医生这里就连人都招不到？这样的问题值得我们反思。

让人欣慰的是，近年来，中国大城市中，儿科现状的改变正在切切实实地发生。我拜访过北京一家新开的私立医院，里面的儿科跟我所见的荷兰儿科相比，简直有过之而无不及！除了医院大门很难会被小朋友们当成令人害怕的医院，更重要的是，在这样的医院看病，不会再有拥挤与长时间的等待。每天的看病人数设有上限，每个病人都有足够的时间跟医生交代病情，而不是“排队两小时，看病五分钟”的大医院儿科看病模式。

当然，在北京享受这种水平的医疗服务的价格，和给孩子上一节几百元的钢琴课费用差不多。但不得不承认，已经有越来越多的优秀人才被吸引到类似的诊所。如果医生能够在这里体面地工作，病人能够舒心地看病，那可以想见，在不远的将来，儿科也不会再缺乏优秀人才了。

“市场倒逼体制”这个词在近几年不绝于耳。和我曾在专栏中说过的很多事情一样，很多医疗制度的问题或许真的能通过“市场”的方法来解决。

荷兰的家庭医生

治病还是治病人

在国内很多大医院“看病”并不是一件愉悦的事情，无论是病人还是医生，都很痛苦。很多北京和上海的知名大医院，大夫一天看100个病人很常见。如果按照10小时工作时间来算的话，每6分钟就得看一个病人，且医生还不能吃喝或上厕所。事实上，上述医院的医生工作时间大多超过10小时，因此，每个病人应该能均摊到更多一点的时间，而医生们也能有空喝水、吃饭、去卫生间。即使每个病人能分到的就诊时间不过6分钟，但大家还是乐此不疲，因为这些人都相信大医院比小医院更有保障。

然而，我在荷兰作为病人的体验完全不是如此。我看过几次家庭医生，时间并不长，15分钟。病情也都很简单，多数情况下都是些头疼脑热的小病，除了开一些常用药，医生并没有做什么检查，诊疗费一般花费约为人民币200元。

我曾经多次向国内的朋友推荐社区医院，因为那里人少，很多基本检查也不用像大医院那样需要排队。更重要的是，社区医院的医生和病人的流动性相对小很多，因此医生能有机会较为全面地了解患者的健康状况，而不是仅针对患者的现有问题提出解决方案。就像我在荷兰社区诊所的经历那样，虽然我的社区医生的诊所非常小，病人的数量也非常有限。每次去看病，等待的病人都不超过三个。但医生和他的护士老婆几乎能很快回忆起绝大多数病人的名字以及病情。我去看肚子疼，大夫会问我上次的过敏怎么样了，再去复查的时候，他也总能准确地回忆起之前给我开的药，询问我吃药以后的效果如何。作为病人，这种被认识的感觉很好。作为一名外科大夫，绝大多数时候，我站在手术台边用消毒铺巾把病人遮盖起来，只露出他的手术部位时，总会迷惑面前躺着的究竟是病人还是“病”。但是在我的社区家庭医生面前，我能确信我是他的病人，因为他不但给我看病，还能照顾到我这个完整的人。事实上，他每周都用至少半天的时间去看望在他诊所注册的重病人，了解他们的病情发展。

当我把荷兰的经历分享给国内朋友时，好多朋友不服气，他们觉得社区医院的大夫水平很难有保证。我不想辩解太多，前文分享的朋友的小孩看皮肤疾病的例子已经能说明问题了，而就我个人体验而言，我的社区医院大夫从来没有给我确诊过什么病，他做的主要工作是给我开一些缓解症状的药物，如果身体恢复了就万事大吉；如果没好，他就将我转诊到大医院了。

据我了解，中国其实也有像荷兰那样的社区诊所和医生。最近几年，很多小规模的私立诊所已经朝着那个方向努力了。这些诊所的挂号费通常在300元以上，对于很多习惯了最多几十元挂一次号的国人而言可能很难接受。但也有习惯了这种医疗方式的朋友告诉我说，尽管孩子发烧去医院看到医生之前就花了300元挂号费，但医生足足花了半个小时向她详细解释了病情，还调出孩子之前的病历综合分析解释，最后医生却什么药都没有开。朋友说，这300元花得值。

并没有那么简单

当然，和转诊制度一样，家庭医生在中国也会碰到西餐配中国胃的老问题。家庭医生制度一直是很多中国老百姓羡慕不已的。家庭医生体系的“正确性”就这么根深蒂固地影响着我，直到我荷兰的博导Jeekel教授向我提出了几乎完全不同的观点。Jeekel教授既是荷兰现代外科学的重量级人物之一，又多次来过中国搭建中荷医学合作交流的平台，因此他对中国也十分了解，算得上是一个中国通了。在他看来，中国并不适合家庭医生制度，主要是因为建立完整的家庭医生制度需要太多的医疗资源投入并且效率不高。效率不高倒是不难理解，因为在荷兰乃至整个西方，看病都是一件很耗时间的事情。除非很有钱或者确实是急诊，否则必须耐心等待。如果能够将大量轻微病、慢性病的诊疗分配到家庭医生、社区医院的话，更有利于医疗资源的合理分配和应用。

但为什么说家庭医生需要大量资源投入呢？Jeekel教授解释说：因为荷兰人少，每个家庭医生分担的病人数量相对不多，一个大夫管着两三百个病人，加上荷兰医疗投入占GDP比重大，因此目前来看，家庭医生制度还能够顺利进行。但同样的事情在中国就很难办。中国这么大，人口这么多，差不多1000个人才能分到一个医生，在这种现状下奢求每个人都能拥有自己的家庭医生本身就有些不切实际。或者说，如果真的想要达到一个比较理想的水平，则需要巨大的资源投入，这对于目前仍处于发展中的中国而言，也有很大难度。大量增加医疗资金的投入也会造成问题，甚至会增加老百姓的负担。虽然我并不完全赞同Jeekel教授的观点，但从实际情况来看，他的说法是有道理的。从目前的国内现状来看，医务人员的缺口本身就很大，而且由于学医周期长且国内医生收入普遍不高，因此医生队伍里的新鲜血液也在逐年减少，而家庭医生又是医生中的低收入群体，真正愿意前往国内社区医院工作的大夫变得寥寥可数。说白了，如果没有大量的财政补贴来提高家庭医生的收入，谈人人拥有家庭医生不过是画饼充饥罢了。

遗憾的是，Jeekel教授并没有给出哪种模式才是中国医疗的改革之路。但这件事一直让我警醒：很多在我们看来天然正确的结论甚至很难经得起推敲。

规则与素质

你愿意停下来让行急救车吗?

网上曾经流传过一个视频，叫作“德国人是如何给急救车让行的”——这是规则还是素质?比较讽刺的是，国内后来也有个类似的事儿，不同的是，急救车被各种阻挡，致使无法把病人快速送到医院（作者注：其实近些年国内司机让行急救车的情况也越来越多了，传递了很多正能量）。

看过“德国人是如何给急救车让行的”视频，网友的评论几乎是一边倒的，概括起来就是这句：“啧啧，看人家这素质！”看过视频的多数人应该都很羡慕德国这样的国家，甚至希望有朝一日，当急救车上躺着的是自己，也能有众人让行的场景出现。

其实这样的场景并不少见，在医院就常常会碰到让行与被让行的情况。我曾被患者家属质问：为什么我们早就来了，到现在还没做上手术，别人比我们后来，却早就做了手术？这个“别人”是一个急诊送来病情危重需要进行急诊手术的患者。我向家属解释：这是因为人家的手术是救命的，不马上做可能有生命危险，而您家人的病情很稳定，不会因为手术的暂时推迟而危及生命，甚至不会恶化病情，因此只能让别人先做手术救命。解释之后，家属的怒气通常消散了许多。

类似的场景也常发生在急诊室，这时作为医生可能更无奈。来急诊的病人心情大都很急，因为急，所以希望别人都让行，不让的话就想方设法插队……医生劝病人去排队，有些病人或许还能听劝排队，但有些病患以及家属一旦听到医生让他们排队，顿时气冲云霄甚至动手。说起来很难令人相信，我还真遇上过在抢救病人时被其他病人家属拉着要求先看病的……

这几件事情中的道理其实是一样的。如果我们希望在自己或者家人生命危急时能够在第一时间获得最及时的救治，那我们或许不得不在大多数情况下给这些真正的紧急情况让路。即便我们同样是病人，甚至我们也情况紧急，也还是要让行更危急的病人。

在医院里被要求让行其他病人并不是一件令人痛快的事情，毕竟到医院来的都是有疾病困扰的人，而不是随便在路上开车的健康人。但从另一个角度想想，医院里那些需要被让行的大多是更加危重的病人。如果还没到这种程度，也算是值得欣慰的了。

说了这么多的“让”，也许大家会觉得：你这不就是劝我们都当听话的病人被你们医生使唤吗？非也！下面我就要说说什么情况下荷兰人坚决“不让”，看看我们从中又有什么新体会。

“只不过”是过马路

我在欧洲学车的时候，教练总是不厌其烦地唠叨，要我按照交规来开，到了路口要让有优先权的车辆先行。有一次，我谦让了一把，到路口时让别的车先走。结果教练劈头盖脸骂道：这个路口你有优先权，为什么要让别人？你这样阻碍交通，让后面的车怎么开？我能看出教练非常生气，当时我心想：只不过是过马路，至于吗？

只要绿灯一亮，荷兰、德国的汽车过马路的速度真是飞快，都是踩着油门冲过去的。这种感觉并不好，乍一看会觉得这里的人并不和气，也不谦让，连让行人乱穿马路的机会都没有！只是过马路，至于吗？这样横行霸道的汽车和之前“德国人是如何给急救车让行的”那件事形成鲜明对比。我心里几乎要大声疾呼：欧洲人的高素质呢？

但当我习惯了荷兰人这种“不谦让”的品格之后，我突然发现：这事儿跟素质压根儿无关。让警车、急救车、消防车先行是白纸黑字写在交规里面的；当自己有优先权时，应先行且不能阻塞后方交通，这也是交规。因此如果是绿灯，驾驶员们都应该尽快通过路口——这与其说讲素质，不如说讲规则。荷兰的医院有点像马路，想要插个队几乎是不可能的。因为规则是每个人都根据约定时间就诊，迟到了见不到医生，早到也未必能见上，插队更是休想。

而在国内的大医院看病，也像在国内过马路，特别是看急诊，挂了号的患者就像是马路上的汽车，不仅等了半天才过一个拥堵不堪的路口，还得时刻提防着闯红灯者（插队者）。更要命的是，这些插队者面对医生往往振振有词：“医生，很快的，就一分钟！”或者“医生我不看病，你就帮我看一眼化验单。”难怪我的荷兰同事来中国旅游也说：到中国最先要适应的就是红灯时穿越马路。

我期待着有一天，咱们的医院和交通都更讲规矩。近几年，我们的就医素质似乎正向这个方向转变。很多新诊所，特别是中高端诊所开始采用预约门诊制度并且限制患者数量，以确保每位就诊患者都能够获得更好的就诊体验。越来越多的大医院也改进了门诊排号系统，辅助病人有序排队，而患者也渐渐开始更有序地就医。尽管大医院的门诊仍旧很忙碌，每个患者能跟医生说话的时间仍旧很少，但是改变总是一步步来的嘛。

在荷兰看急诊

医生朋友圈子里曾经流传一篇关于美国急诊体验的帖子，里面描述了病人在美国看急诊遇到长时间等待、没有经验的医生，以及令人无法接受的高收费等问题，让我想起朋友在荷兰看急诊的体验。

像买菜吃饭那样轻松平和

约好要见面的朋友在阿姆斯特丹逛街时不小心绊了一跤后骨折了，去荷兰的急诊……受伤与急诊的经历本不是什么愉快的事，但从她嘴里说出来，却变得那么稀松平常。我认为这是一次对荷兰急诊的最直接感受，于是请她把整个事件记录下来。

我独自一人走在荷兰的名品街上，准备去坐电车，在一个十字路口向某店营业员问路。因为忽略了脚下的电车轨道坡度，左脚踏空，双膝着地，左手的手机，右手的两个包同时落地，同时听到骨头一声脆响，剧痛随之而起，低头跪了好一会儿，我陆续听到周围传来各种口音的询问声音。一个清晰的男声脱颖而出，问我是否还好，能否试着动动脚踝。他把我连人带包拖到旁边一家豪车旗舰店里。说明情况后，一名热情的店员对我各种照顾，提供饮用水、冷敷毛巾，同时捡回我落在街道上的松糕鞋和手机。虽然当我发现自己脚已经变形，心情着实低落了一下，可是没一会儿就被那个风趣幽默的帅哥逗乐了。

在等车送我去医院的时候，帅哥店员打趣说："在荷兰，如果没有人命关天的事，你还是打车去医院吧，因为收账单会让你伤情加重的。我已经替你叫了的士，如果他放你鸽子，我不介意开这辆红色跑车送你去医院。"当的士如期而至时，他又绅士地询问道："你的脚看样子已经不适合走路了，如果你不介意，我可以把你抱上车吗？"的士司机很热情，建议我去最近的医院，在到达后，帮我找来急诊工作人员和轮椅，并帮我拿随身物品送至登记处。之后，我就开始在医院独自闯关了。

从询问、填资料、登记、等号，到被点名、一次次推进一层层的门和房间，我似乎完全没有想起自己的伤痛，沉浸在平和轻松的氛围里。工作人员拍片很迅速，且细心协助，让我感觉独自就诊也没有任何障碍。我亲眼看着一个和我一样脚受伤的荷兰姑娘在工作人员的陪同下进了拍片室，而随行的男生甚至没有起身，而是用充满深情和鼓励的眼神目送她进去。拍片之后，我被送进了有很多病榻的大房间边休息边等结果，医生颇有耐心，讨论了接下来的处理方案后亲自送来水和止痛药。我内心虽然有些抵触，因为传统观念认为止痛药是在无法忍受疼痛时吃的，但美女医生耐心解释，说保持良好的状态对于控制伤势和迅速恢复有着不可忽视的作用，千万不能因为强忍疼痛而产生负面情绪，从而影响抵抗力以致最终影响恢复效果。这一席话后，我默默地吞下了药片。

当我赶到的时候，她已经吃完止疼药，在那里等着打石膏了。她说：“打石膏的过程更像是有趣的游戏，方式是比较传统的，但熟练的技法中不失细节，也同样是欢声笑语。我在轻松的氛围里完成了石膏定型并拿到了拐杖，按天租、按月租或者是购买拐杖是按照我归还的时间自动确定的，而我要做的只是提供银行账户而已。”

我问她：“这次就诊给你印象最深的是什么？”她说：“感受到了在荷兰看急诊就像买菜吃饭那样轻松平和。”这让我想起之前我跟很多人说过的：在急诊，“着急”并不能解决问题。很多人可能会说，轻松平和是因为欧洲人少。确实有这个因素。我在急诊室陪伴朋友的两个小时里，压根就没有新病人过来，这对于我们国内的大医院而言，是无法想象的。但是，这并不是全部原因。

有一个细节让我印象深刻。在朋友打完石膏绑绷带的时候，护士拿出了红白蓝三种颜色的绷带供她选择。而在伤后复查的时候，可选择的绷带颜色更多，朋友回忆复查的情况时说：“穿脚套之前，护士递来脚部消毒摩斯和毛巾，并帮我裹定了一个更小巧精致的石膏鞋。最有意思的是，和裹之前那个半筒石膏一样，他郑重其事地问我喜欢什么颜色的绷带和配套鞋子。什么？竟然还有一堆颜色可选？我完全沉浸在设想自己穿着粉色石膏鞋走在街上的感受……受伤那天的半筒石膏我选了全套蓝色，用来在家里自我欣赏，现在换成石膏鞋会在回国后穿，我还是选低调的黑色吧。”于是，朋友在与自己选的石膏鞋和绷带合影时，甚至有点开心地嗨起来。居然让一个骨折病人在看病的时候如此愉快，这样的医院确实令人佩服。虽然在治疗的专业性上与国内医院没有什么差别，而国内看到类似的方式多是在儿科。但这些富有人情味儿的方式对成人是不是也需要呢？我觉得未尝不可。

轻松平和的另一个重要因素就是信任。朋友这次骨折，从到医院到最后打完石膏，耗时近三个小时，这期间大多数时间就是在等待，而且是在几乎没有人排队的情况下。这可能会让很多习惯了国内紧张忙乱的急诊场景的病人很不适应。前面提到的美国急诊就医经历就是因为孩子脱臼之后家长非常着急，因此无法耐心接受国外急诊的常规等待。那时候，即便有再多的“小惊喜”，恐怕也无助于提高患者的就诊体验。摔断了腿，还能如此配合等待，或许有人觉得是“心太宽”，但在我看来，是有着充分的信任，相信医生能够把握病情的轻重缓急，相信在医院里能够获得及时恰当的医疗救助。

朋友对我说：“不得不承认的是，在欧洲所谓高福利的医疗保障体系下，这样不幸的意外通常会变成一种并不令人生厌的平凡事，就像买菜、坐车、吃饭一样轻松平常。回想在国内就医的种种难堪和遭遇，深深感慨人口密度小和制度完善的优势带给病人的不同体验。”我对她说，其实国内的急诊也会遇到这种心平气和的病人。不过他们有时会被一些更大嗓门的叫嚣者掩盖。如果因为谁嗓门大就忽视了秩序，久而久之，这份心平气和也会被慢慢消磨，让医院成了非常原始的争抢医疗资源的战场。因此，我们实在是应该更加珍惜和爱护这份难能可贵的平和。

着急并不能解决问题

有一次在图书馆看书的时候，我突然听到外面噪声大了起来，稍加分辨就知道是医学中心的直升机降落了。我走出图书馆，看到几个人慢慢地走了过来，其中两个人穿着直升机驾驶装备，应该是出勤的直升机驾驶员和随机医务人员，另外三个人穿着白大褂，一看就是从医院去接机的急诊科医生。这几个人围着一辆堆满了东西的平推车朝这边走过来，走得不快，有说有笑。当时我心想，看来这次出勤没什么大事儿，但他们走近一些我才发现不对劲，因为其中一个医护人员手里捏着一个简易呼吸气囊，从频率来看应该是在给病人进行通气呼吸，原来平车上有病人。

病人是个两三岁的小朋友，个子特别小，身体被固定在防止躯干进一步活动的固定架上，并用保温锡纸裹住了身体，小朋友安静地躺在车上，可能是受了外伤，头上还有点脏。医护人员们慢慢地推着他。说实话，当我看到平车上躺着病人的时候，我真的震惊了，脑子里有太多想法同时喷出，几乎失去了思考的能力。这种事要是在国内发生，网上肯定会炸开了锅！要是让小朋友家属看到这一幕，医生会不会被打？想想国内新闻报道的那些患儿家长因医生不让插队就大打出手的新闻，与荷兰相比真是天壤之别……

这些想法如洪水猛兽一般涌来，也似风卷残云一样迅速消散。冷静下来想想，医学毕竟是一门专业的学科，病情的急缓很多时候和大众想象的很不一样，并不是患者或家属能够判断的。医生之所以需要专业学习数年，也是这个道理。小朋友病情是否稳定，是需要医生飞奔把他推入抢救室，还是需要固定住受伤的身体以防止二次伤害，取决于医学专业上的判断，并不会因为我们的主观“情感”而改变，因此，着急并不能解决问题。

我清楚地记得第一次去急诊时老大夫跟我们说的一句话：急诊里最有可能出危险的一般不是那些进门之后吱哇乱叫、哭爹喊娘的病人，而是那些一言不发、蜷在角落里的患者——那些真正重病在身的人大多不会有力气去着急、插队、叫喊。而在急诊室这么嘈杂的环境里，重病病人是很容易被忽略的。医生作为专业人员，不能因他人“着急”而影响自己的专业判断。

我在荷兰这么长时间，并非每次看到的抢救场面内心都如此平静，只要闭上眼，几年来荷兰急救大夫争分夺秒的一幅幅画面就会在我眼前浮现开来。作为目击者，只要一想到这些我就心潮澎湃，犹如身在其中——急救车在闹市中飞驰，道路两旁的车辆都自觉让道；直升机降落的刹那，医护人员就把病人抬下飞机并且当场实施心脏复苏术；救护直升机直接停在闹市区，空降医护人员现场抢救病患……然而，荷兰医生如此争分夺秒进行抢救并不是出于着急，而是秉承专业的判断并予以施救才是我们解决问题的最好方式。

为什么要在急诊室等那么久?

我出急诊的时候往往会听到患者的抱怨：我来看的明明是急诊，为什么等待时间那么长？先说一下原因：主要是因为患者病情不重。急诊是一个看“急”病的地方，虽然每个病人都很急，但从医学上来说，还是有轻重缓急之分的。因此，如果两个患者同时来看急诊，大夫很有可能先看病情较重的那个。有的时候我们正在诊治某位患者，也会被叫去处理更加紧急的情况，例如新来的患者生命垂危，就像电视剧里演的那样。

不得不说，在很多时候，越痛苦的患者越容易让其他患者觉得他病情严重，于是医生在处理这类病人的时候，受到的打扰就比较少。我曾经在骨科急诊帮助骨折患者复位，患者因为疼痛大叫，整个诊室顿时清静很多，中途也没有人进门打扰。如果患者一咬牙不喊疼，难免会碰到一两个打开诊室门伸头张望的。不过这时候医生和患者的架势——骨折复位可不像电视剧里演的那么轻松——也总能成功地把不严重的患者吓跑，继续去排队。还有些时候，病情的轻重缓急不是普通患者能看出来的。曾经有患者抱怨为什么同是割伤，大夫却让后面的患者插队？那可能是因为他伤到了重要血管，需要立即处理。有时候我们大夫甚至会发现一些病情已经严重到休克、完全说不出话的患者，这时一定会优先处理他们，其他患者虽然疼得哭爹喊娘，也只能被暂时搁在一边，如果医生手头是紧急抢救的话，甚至连解释的时间都没有。

让我们想象一下，如果一个因普通割伤而需要缝合的患者去了大医院的急诊，又遇到更紧急的患者，他可能就需要等待，以至于遇到被插队的情况，最后满腹怨气地回家。事实上，医院急诊被投诉最多的往往都是这类情况。而进入急诊室后，通过各种绿色通道被我们从死亡线上拉回来的患者，都是对医生充满感激的。

那么，有没有办法改善急诊等待时间长的现状呢？有的。

首先，大夫应该在患者就诊的时候尽可能提前告知患者可能需要花费的时间。比如患者可能以为划了道口子到医院急诊缝一下半小时就好了，但实际上完成一整套诊断、检查、治疗的过程往往需要几个小时。当大夫帮助患者建立合理的预期之后，患者再碰到等待的情况，心理上会好受很多。我清楚地记得我准确预测出泌尿外科不少结石患者的病情变化，以及什么时候药物起效而使疼痛减轻之后，他们看我的眼神绝对不是等了两个小时之后抱怨的眼神。

其次，对于普通的小病小伤，小医院的急诊也是完全能够处理的。并且这些小医院没有病情严重的病人，会使病人等待的时间缩短很多。有几次，我就遇到过患者不愿等两三个小时，直接出门右拐去了社区医院急诊室的，这其实也避免了很多不必要的等待。

我写这篇文字的初衷，也是希望让更多的人知道急诊究竟是怎么回事儿，希望他们能够根据自身情况做出最优选择，进而避免不必要的等待。当越来越多的人了解到这一点，急诊的环境自然会越来越好。

不一样的等待

既然前面说到了等待，那就让我们来看看中国病人和荷兰病人在看病的时候到底需要等些什么。

在国内看病经常需要等待，这似乎是医疗行业所面临的一个非常突出的问题。大多数病人及家属抱怨“看病难”时总会拿挂号说事儿。记得上大学时，我曾为了去大医院看牙，清晨四点半就爬起来排队挂号，可还是迟了，医院大厅早已人满为患，那场面绝不逊于国庆节长城上摩肩接踵的热闹景象。不仅如此，挂号、交费、做检查、取结果，似乎每一个步骤都必须经过等待才能够完成。大半天下来，人却早已精疲力竭。

这样的场景在荷兰却非常少见。那里多数医院的一层是餐厅和商店，甚至还有理发沙龙。门可罗雀的大厅总是让我这个中国人充满了陌生感，如果没有穿着白大褂的医务人员穿行其中，你会误以为进了商场。不过，在那里看病也必须等待。荷兰要求疾病的首诊必须在家庭医生那里，只有家庭诊所不能处理或急诊患者才能前往医院进行专科治疗。而这其中每个步骤都需要预约，因此大病往往需要等待几周乃至几个月。在荷兰，想通过早起去找个好医院排队挂号看病是不可能的。还有一些欧洲国家的民众要享受公民免费医疗的话，看病则需要更长久的耐心与毅力，一年半载的等待也不少见。如果不想等，就得花大价钱前往私人诊疗机构治疗。在私人诊所最为著名的瑞士，不少患者都是来自其他国家的“高富帅”。

如此来看，“看病难”问题似乎在国内外都存在，只是具体形式有所不同。如果有可能的话，每个人都希望获得最好、最专业的医疗服务，这一点无论在国内国外都是共通的。我们习惯在看病前打听一下针对某种疾病哪个医院更好更专业，然后起个大早去挂号。荷兰人也有类似的心态，当他们听说在中国“理论上”想去哪个医院就可以去直接挂号看病时，大多一脸羡慕，因为他们并没有那么多自由选择医院的权利。在荷兰，如果某个疾病需要前往医院治疗，家庭医生就会根据患者的情况推荐能够处理相应疾病的几家医院，患者只能在这些医院中做出选择。不难想象，病人会更希望前往专家教授多的医院进行治疗，因此那些医院的预约等待时间自然很长；如果不愿等待，就得选择其他医院。不过，荷兰医院的诊疗水平总体上比较接近，所以不少患者会选择相对小的医院从而获得更加及时的治疗。

每当话题讨论得更深入，人们就会问“为什么”，为何会有这些不同？当然，最常听到的答案是“医疗制度”。但“制度”并非所有“中国问题”的标准答案。记得温家宝总理在接受《华盛顿邮报》采访时说过，任何一个小问题乘以13亿都会成为一个大问题。整个荷兰的国土面积才是北京的两倍多，但人口只有北京的76%。如果把荷兰（或其他国家）的医疗制度生搬硬套于整个中国，并不能够解决我们目前所面临的问题，但在小范围内尝试革新未尝不是寻找解决方案的良方。目前，北京的不少医院都已经参考西方经验，逐步推广门诊预约制。至于效果如何，我们拭目以待！

只听到过一次的夸奖

国内急诊的一部分病人来医院看病的主要目的就是开“消炎药”。往往在进门之后开口便是“大夫我嗓子疼，开点消炎药”“大夫我头疼，开点消炎药”或是“大夫我肚子疼，开点消炎药”，在急诊遇到来自病人最多的抱怨之一就是“为什么不给我开点消炎药”。似乎在很多老百姓眼里，“消炎药”是一个万能神药，只要有点不舒服就可以用消炎药治疗。当然，在大医院遇到这样的情况，大夫们一般是不会轻易按照病人的要求开消炎药的。

问题出在哪里呢？其实只要医生稍微多问一句：您知道什么是消炎药吗？那些对自己的诊断及处方信心百倍的患者往往会支支吾吾。哦，原来很多病人并不知道消炎药是什么，只是有一个几乎深信不疑的误解：认为什么病都能通过吃消炎药治愈。其实对待这样的误解，最便捷的办法就是直接开口服抗生素，这样病人一定会心满意足地回家，可能还会夸医生几句。

但我不会这么做！

对于既不发烧，血象也正常，更没有任何提示细菌感染的病人，我宁愿花更多时间向病人解释为何只有看到细菌感染的证据我才会开抗生素，也就是很多患者说的“消炎药”。原因很简单，没有细菌感染的话，开药“消炎”除了导致抗生素滥用的恶果之外，不会对病情起任何作用。如果遇到上了年纪的病人，经常是不论我怎么解释，他们都很难接受这个观念，似乎到了医院没开消炎药，这趟就白来了，但是如果看到他们有子女陪同，我就想办法说服老人的子女，然后让子女再去跟老人们解释。当然，大部分患者在做了检查之后发现没有细菌感染，都不会再坚持让医生开消炎药。最夸张的是到医院拒绝所有检查直接要求医生开药的病人，但是在当今的医院，他们的要求确实很难成功。因为没有医生的处方，他们到了药店也是拿不到药的。

为什么对于国人曾经那么熟悉的消炎药，现在却变得遥不可及？因为我们国家已经深受抗生素滥用所致的危害了：很多细菌已经对许多国内的抗生素产生了耐药性，如果不加以制止，中国的病人很快会面临无药可用的窘境。我在荷兰就亲身经历过很多中国来的访问学者因为被检测出携带耐药菌而被限制接触患者的情况。

现在，幸好国内有关部门对于抗生素的使用和管理已经非常严格了。卫计委已经有了非常严格细致的规定以规范使用抗生素，很多规定在我看来已经和国际接轨。虽然这些规定让我们一线临床大夫的工作变得更加烦琐，但我真心乐意认真实施和贯彻这些能够造福我们和子孙后代的重要措施。希望医生临床工作的改变能够让我们的老百姓重新认识“消炎药”。

当我第一次听到病人夸奖我们严格把握用药指征（他说：“你看人家这大医院就是规范，不该用药的时候绝对不给你用药”）时，我觉得所有的苦口婆心都是值得的，我也相信在我们的不断努力下，这样的理解会越来越多。

荷兰急诊的另一面

在荷兰待了几年，很庆幸自己没去过急诊，因为虽然前文里我的朋友把在荷兰看急诊说得那么稀松平常，但它其实并不是一件很轻松的事情。

刚到荷兰的时候，我的室友脚崴了，却一直不去离家不到一公里的鹿特丹医学中心看急诊，即使脚踝肿得像个包子，也只是在家里休息和冰敷。当时我非常不解：情况这么严重，医学中心那么近，为什么不去急诊看病？但在荷兰时间久了，我也慢慢了解到，在荷兰看大医院的急诊并不是想去就能去的。这话听起来可能很稀奇，后来我的另一个朋友崴脚后，我才知道这种情况下应该如何正确地看病。如果只是崴脚，而非开放性骨折之类的严重外伤，病人应该先打电话给自己的家庭医生，而不是直奔大医院急诊室。如果家庭医生觉得没有大碍且在家庭诊所就能解决，那么就不需要去大医院的急诊治疗。如果家庭医生觉得情况很严重，必须要尽快去专门的医院，你才能被很快送到附近医院的急诊进行诊疗。当时，我这位朋友在家庭医生那里看了之后发现，尽管没有骨折，但韧带损伤比较严重，于是在家庭医生开了转诊信之后，他很快被送到了附近的急诊。

大医院的急诊诊疗过程其实和我们中国很像：等待叫号、医生首诊、做检查、等结果、再次诊治。最大的差别在于：病人在去急诊前需要得到家庭医生的批准。可别小看这道批准程序，这对于提高急诊效率并且合理分配医疗资源来说有着非常重要的作用。

如果你去过国内大医院的急诊室，可以回想一下那种体验：人声嘈杂、队伍冗长、永无止境的等待、医生和其他病友焦躁的情绪……进入急诊就仿佛有无数蜜蜂在头顶嗡嗡环绕，归根结底用一个词概括——人多。人多是因为每个人都是需要来大医院急诊救治的重病人吗？并非如此。绝大多数情况下，我们国内急诊的日常工作是应付极为常见的简单伤病，而这些伤病其实并不需要来大医院治疗，很多都是校医院、社区医院能够搞定的，例如简单的伤口处理，有些病人甚至根本不需要急诊治疗，而最让急诊医生郁闷的就是病人进门说：“医生，我在门诊挂不到号，所以来问问您……”

其实对于病情不太严重而来大医院的患者，在大医院治疗至少不会让他们吃亏，但对另一些人而言则不一样了。那些真正出现了严重伤病，必须在大医院接受急诊才能够及时救治的病人，很可能因为医生资源被小伤病所消耗，而耽误了治疗，错过诊治的最佳时机。

在荷兰鹿特丹医学中心工作的这几年里，尽管我没有在急诊轮转过，但每次去那里似乎都只看到一两个病人。开始我还误以为这是因为荷兰人口实在太少，没有病人呢。后来我才知道，因为家庭医生制度筛掉了很多不需要来大医院的患者，使得大医院的急诊医生能够集中精力救治重病人。那里的大夫告诉我，如果有病人来了，他们整个团队就会围上去开始抢救。我就曾亲眼见过在医学中心的停机坪上，直升机刚停稳，一个团队就冲上去对刚抬下来患者进行抢救，那个场面和我们在电影电视里看到的欧美医学剧中展现的一模一样！

你可能又要问：如果荷兰人明知是小问题还坚持要去大医院看病会怎样呢？医院总不能拒绝诊治吧。针对这个问题，荷兰人想到了一个好办法：医保拒付。因为荷兰的医疗支出都由商业保险覆盖，因此不难想象这种浪费医疗资源的行为会直接减少他们的收益。而急诊这种可能瞬间产生大量开销的地方，保险公司更会时刻紧盯。所以，如果发现病人去急诊看了不该急诊看的病，那医疗保险就会拒付，病人会自己支付高昂的医疗费。

有多高昂呢？我有一次去耳鼻喉门诊看病，医生只是随便看看，事后我就收到了两百多欧元的账单。急诊费用更高，通常光是诊疗费就高达几千元人民币，如果全部自费的话，一次急诊就可能花掉患者几万元人民币。面对这样的天价账单，那些只有小伤病还要硬闯大医院急诊的人们恐怕都要三思而后行了。

欧洲的公共设施

一个国家或地区的公共设施才是体现人文关怀的细微之处。

欧洲机场的无障碍设施

我的朋友在摔断骨头之后没过几天，就需要因公出差而回国。一个人从荷兰回中国，用她的话说，“一个人带着大包小包和拐杖，坐着轮椅转机飞15个小时，想想都是泪。”但也正是这一路，才能看出不同国家的无障碍设施水平和服务理念到底如何。一起来听听朋友的经历：

到达阿姆斯特丹机场后，停车场里有随时可借用的残障轮椅，我一路按照指引标志来到芬兰航空公司柜台。让人心寒的是，一般航空公司都会提供的残障人士优先办理手续的服务在芬兰航空柜台“消失了”，我几次被冷酷地告知要去排二三十米长的队伍等候，心里满是失落和气愤。最后，我和排在队首的乘客沟通之后，还是很快如愿以偿了。托运行李之后，在残障人士区域里，我和一些行动不便的老人及伤残人士一起等候叫号，再由专人护送登机。一名工作人员陪同一名乘客从统一的残障人士等候区进到飞机里，通过的很多关卡都是最优先、最快速的。陪同我的美女工作人员帮我完成了海关查检和安全查检前后的行为，我只需要坐在轮椅上默默地欣赏她优美专业的动作。其间，机场还有专用小电车拖着我们直达候机门，省去了推轮椅的麻烦和时间。最后，她帮我把所有行李提上飞机并祝愿飞行顺利，以此完美结束服务。

之后，在飞机上，芬兰航空的工作人员对于我这样需要把脚架起的伤病人员视而不见，我提出加位或换座的请求也被婉言拒绝，直到转机后乘坐国际航班的大飞机才被关照。到了上海浦东机场，各项设施和人员的服务总体来说还可以，但对于专人推轮椅护送时不肯出电梯并送我上汽车的情况，我着实不能理解。

这让我想到了曾经在网上引起轩然大波的南航门事件。飞机上的病人出现危重病情，但由于各类“规矩”所限，就是没有人愿意转运病人，即使病人已经生命垂危。这样的事件发生后，虽然国内很多航空公司都有了规则上的变通，但朋友回国这一路的两个机场的不同体验，还是说明了不少问题。

前几天，我的另一个朋友推着婴儿车在北京的地铁里尝试了所谓的无障碍通行，结果还是发现，虽然已经有很多看似为特殊人群设计的便利措施，但它们并没有实现真正的便利。同样地，即便是荷兰的机场，芬兰航空公司对待残障人士的态度和机场本身的设施比起来就“冷漠”很多。很多人抱怨咱们国内的医疗大环境略显“冷漠”，但是要改，也要一步步来，一下子改好很不容易。正如我朋友说的那样：“不喜欢崇洋媚外地说国外的月亮更圆，但在医疗改革这条道路上，国人要经历的还很多，要走的路还很漫长。”

体贴的瑞士疗养院

瑞士的医疗向来以高大上的形象出现在我们面前，曾经多次听说瑞士的疗养院特别高端。我在前往瑞士圣加仑参加欧洲结直肠大会期间，碰巧有机会在他们的疗养院参观访问，也真正地见识到了那里的真实情况。

“天呐，太美了！”我拉开房间的窗帘，美景映入眼帘。这家疗养院在小城旁边的山坡上，所有的房间窗户都是大落地窗，像画框一样收入了远处蓝天碧水的美景。然而，疗养院的硬件设施并非特别先进，配置基本上和国内四星级酒店差不多，而且如果不仔细观察，很难跟酒店区分开。但这里的人性化和体贴程度却让人时刻感受到与四星级酒店的不同。例如，在整个疗养院内所有的地方都做到了轮椅自由出入，对门窗宽度、把手高度都做了精心调整。此外，在房间及各类公共区域都有紧急按钮，一旦出现特殊情况可以很快通知到疗养院的医护人员。服务员会给每个新住户特别仔细地介绍整个疗养院每个区域的功能，不厌其烦地指出所有应急按钮的位置。

疗养患者中不少都是患有运动相关疾病的，例如骨折或者做了腰椎、颈椎手术，康复锻炼对他们来说特别重要，而疗养院的健身房有很多器械就是专门为了这些患者的运动康复而设计的。这在国内不少康复医院里是有的，但对于普通疗养院来说，可能就没有这么完善的硬件设备了。

这里并没有把前来疗养的住客当“病人”。餐厅是共用的，无论是康复过程中的病人还是健康人，都能在环境优美的餐厅里用餐。而服务员还会特别细心地帮助用拐杖或坐轮椅的患者准备特殊的装置存放拐杖或固定轮椅。这点让我很有感触，因为国内不少医院目前还做不到这一点。另外，针对患者的不同医疗情况，他们提供的菜单也各有不同。比如，有些患者不能采用高脂饮食，菜单上会特别标明哪些可以吃，哪些不可以吃。

他们虽然对前来疗养的病人照顾细致，但仍然把患者当成普通人来看待，并没有因为他们受了伤或者是拄着拐杖就把他们局限在房间或是小范围内，这跟我们国内很多“疗养机构”的设定很不相同。他们鼓励所有人享受疗养院的服务，桑拿、泳池都不在话下，甚至会把这些患者带去周围徒步，亲密接触大自然。于是，我在每天下午都能看见一群拄着拐杖、推着轮椅的人们成群结队地在疗养院周围的树林里面谈笑风生，真是快活！

不知道这样一家疗养院是不是符合大家心目中对高端疗养院的预期，但我心中的高端标准并不在硬件上的豪华一流，而是让每一个住客都暂时忘记自己是个病人，要带着疗养的任务“住院”，就像是住在酒店里享受一段假期时光。这就是我在欧洲观察疗养院的最大体会：医疗的目的很多时候是“让病人做个正常人”。

PART 2

第二部分：敏感词

荷兰被世人所认识和关注，往往是因为一些敏感话题。其中有关医学的，我都会在这里说道说道。

肾移植

请允许我把话题继续深入，来说说器官移植。

小国家，大移植

跟我同一个办公室的不少大夫都是鹿特丹医学中心器官移植小组的。鹿特丹医学中心的肾移植数量在全世界名列前茅，每年要进行数百台肾移植手术。一次我和医学院肾移植中心的大夫弗兰克聊天时，就谈起了肾移植的话题。

和其他任何国家一样，荷兰肾移植所面临的最大问题也是器官来源。一般而言，器官移植的来源主要有两个渠道，非活体器官捐献和活体器官捐献。非活体器官捐献的主要来源是注册器官捐献者。他们一旦死亡（例如意外死亡、脑死亡或是其他疾病引起的死亡），其可用的器官就会被移植到需要器官的病患身上。

为了让更多人加入器官捐献者的队伍，荷兰政府下大力量对器官捐献进行宣传。因此大家对其认知度非常高，注册成为捐献者人数众多，甚至可以用“流行”来形容。我身边的同事大多数都已经注册成为器官捐献者，而完成注册所需要的步骤十分简单，甚至在手机上下载一个软件就能注册。每年荷兰新注册的器官捐献者人数高达35000人。对于一个人口总数约为北京市人口76%的国家而言，如此高的数量令人很难想象。不过由于荷兰人受宗教影响较小，社会习俗也强调个人对自我的支配，因此器官捐献受到的束缚对大多数荷兰人而言是很小的。

然而，非活体器官捐献的数量远远不可能满足医院对于器官的需求。荷兰每年每一万五千名注册者中仅有一个人真正成为器官捐献者。近年来，荷兰活体肾移植的比例逐步升高，全国超过一半肾移植都是活体移植，而这一比例在鹿特丹医学中心更是超过四分之三！在欧洲国家中，荷兰非活体肾移植的器官捐献比例仅排名第十三；与之相反的是荷兰活体器官的捐献比例却在欧洲乃至全世界都名列前茅——仅2012年，荷兰全境就有483例活体肾捐献案例。活体捐献顾名思义就是把健康供体的两个肾脏之一捐献给受体患者，从此供体和受体都要各自靠一个肾生活。荷兰的活体肾来源全部为自愿捐献。值得一提的是，荷兰大多数活体肾捐献者并非患者的一代直系亲属。也就是说，捐献者与获赠者之间并非父母子女或兄弟姐妹的关系，甚至有不少捐献是来自朋友的。

除了器官来源，器官移植的另一大难题就是排斥反应。为了帮助患者寻找最合适的肾脏，减少术后排斥，鹿特丹医学中心开发了一个配型系统。这个系统巧妙得不得不让人拍案叫绝。

老问题的新办法

其实肾移植和相亲结婚有几分相似。移植手术之后，患者与医生团队都将面临的一个大难题就是排斥反应（这跟人与人之间的排斥类似）。人体之所以会产生这种反应，是因为我们的器官和细胞上都有着非常独特的免疫标志，不同个体之间标志不同（就像人的性格品性），如果来自他人的器官被移植到体内，我们的免疫系统就会将其识别为“外来入侵者”并进行攻击（俗话说得好：强扭的瓜不甜）。如果移植手术之后排斥反应没有得到控制，即便手术成功（结婚），肾脏可能还是无法存活并正常运作（婚后不合）。因此，控制移植术后的免疫排斥反应对于肾移植而言至关重要。

想要控制排斥反应无非两类办法：要么吃药来抑制受体自身的免疫反应（床头吵架床尾和），要么为受体找个免疫标志更加接近的肾脏（找个品性相投的伴侣）。这两个办法听上去简单，但实际上想要实现任何一种办法的任何一步都非常艰辛。特别是第二种办法，在肾脏来源永远“不足”的情况下，患者怎么可能去“挑选”最合适的肾脏呢？

针对这个难题，荷兰人又有一番对策。鹿特丹医学中心开发了一个器官配对交换系统（据说有的相亲节目也有类似的配对软件），它能在供体患者数量有限的情况下帮助受体寻找最合适的肾脏，以减少术后排斥。其实这个系统的原理非常简单：它把同一段时间内需要进行肾移植的供体和受体的免疫信息都收集起来并输入计算机，计算机会通过配对运算获得最佳的匹配组合，以使移植之后患者的免疫反应降到最轻。这样移植过后的器官排斥反应就会小很多，患者术后的恢复情况也会更好。

这个配对系统看起来要比相亲节目的配对软件都简单，但为什么只在鹿特丹及少数国家和地区才能实施呢？首先，很多情况下最大的问题就是没有供体，如果上百个“嗷嗷待嫁”的女生和一个男生参加相亲节目，最后的结局恐怕就是男生挑女生，反之亦然（供体把肾脏捐赠给心爱的人）。另外一个原因就和双方的心思类似了。如果相亲节目开始时来了五对热恋情侣，计算机咔嚓一算，结果显示目前的这几对情侣并不合适，要来个翻天覆地的重新配对才能够达到最大和谐。这时候，如果你是这其中一员，你愿意轻易换吗？

注册成为遗体器官捐献者，将自己的一个健康肾脏捐赠给亲人甚至毫无血缘关系的人，或是通过电脑配对与其他供体/受体交换肾脏。也许是荷兰的社会氛围与荷兰人的个性使得他们更容易接受器官移植及配对系统，我们或许也可以思考一下，这些在荷兰看似平常的事情，放在中国人身上，我们愿意接受甚至亲身参与吗？

“生死状”

“8月12日，华声在线报道《湖南一产妇死在手术台主治医生护士全体失踪》在网上流传。文章称，8月10日，湘潭县妇幼保健医院一名张姓产妇，在做剖宫产手术时，因术后大出血不幸死亡。但医院没有及时告知家属，直到家属踹开手术室大门，看到妻子赤身裸体躺在手术台，满口鲜血，眼睛里还含着泪水，可却再也没有了呼吸。而本应该在抢救的医生和护士，却全体失踪了，房间里只有一些不明身份的男士在吃着槟榔，抽着烟。”

——引自2014年8月人民网新闻

很多时候，医疗过程中碰到的一些看似显而易见的问题并没有唯一的答案。媒体以“孕妇惨死”“医生失踪”等耸人听闻的标题大肆报道，令一些事件在社会上引起了很大反响。当事情逐步水落石出——产妇因羊水栓塞死亡，而非医护人员失职，大众媒体才把对医生的怨气逐步转化为对支离破碎的医患关系的反思。但除此之外，这起事件也提醒医生要思考“应该如何抢救病人”。

会有人说：生命是无价的，无论何种情况都要不惜代价抢救！我非常赞同前半句话，但在荷兰从事外科研究这些年，同医生、病人、同事交流之后，我对后半句话却不再那么确信了。

荷兰看病要签生死状？

之前，美国总统候选人桑托伦曾造谣说，荷兰老人必须戴上“不要安乐死”的手环，否则就会被拖去安乐死。我曾在以前的专栏里写文章澄清了。事实上，荷兰人在入院时确实需要签一份同意书，里面涉及非常重要的内容：如果发生危及生命的情况，是否进行有创抢救？是否进行心肺复苏？

很多人的第一反应可能是：这不就是生死状吗？乍一看确实可能容易误解。但我在仔细询问同事后了解到，这份同意书主要针对的是手术前以及手术结束后如果发生意外，是否愿意进重症监护病房，是否进行呼吸循环维持（气管插管）等创伤性抢救措施。而手术过程中的意外，除非患者有特殊要求，否则医生们都会尽力抢救。既然手术过程中出意外就会尽力抢救，为什么还要签署这样的同意书呢？因为在荷兰，并不是每个人都愿意被不惜一切代价抢救的。

这在多数中国人来说，恐怕很难接受，即便是我刚到荷兰时，也很难理解竟然有病人不愿意被抢救，但慢慢了解荷兰医疗之后，我发现确实有一些荷兰人未必会接受“不惜一切代价”的医学治疗。这又是为什么呢？

首先，在荷兰——当然也包括世界上很多其他国家和地区——有一些病人会因为宗教或其他原因而拒绝输血，或是拒绝截肢、器官切除等医学治疗。对于这些病人，如果没有事先说明，事后他醒来发现自己缺胳膊少腿或者身体里流淌着别人的血液，那对他们而言是比死亡更痛苦的惩罚。因此这些病人就需要在进行手术等可能出现意外情况的医疗行为前先签好知情同意，这样他们的宗教信仰才能够被切实地尊重和落实。

其次，生存并不是所有病患追求的终极目标，一些病人为了确保人生的生活质量，会申明不接受某些形式的抢救治疗。随着医学技术的发展，很多医生们曾经束手无策的情况都能在现代仪器、药物的帮助下扭转乾坤，如维持生命，但在很多极为严重的情况下，即便医生把患者抢救“活”了，也仅是生存，毫无生活质量可言，甚至连尊严都会成为奢望。重症监护病房里常有一些病人虽然活着，但身上插满了各种管子，需要靠仪器维持生命。因此，有些病人就会事先申明，如果出现一些紧急情况的话，自己不希望被进行气管插管或者不希望进入重症监护室。这一点对于年事已高并且疾病缠身的病人而言尤其重要，因为即便是麻醉也可能发生危及他们生命的情况。在病情严重、手术危险系数极高的情况下，经过医生的评估以及与医患沟通之后，有些患者会选择放弃手术、保守镇痛治疗，以确保他们生命最后的时光能够在清醒、体面的情况下度过。在这段时间里，他们能够与他们所爱的人道别，迎接一个安静的人生终点。

另外，提前签署同意书的一个很重要的原因是，一旦出现意外，患者往往处于麻醉或者昏迷状态，也不可能再叫醒患者问个清楚，所以要防患于未然——医生一定要趁患者清醒的时候了解患者本人的治疗意愿。或许大家又会问，为何说到这里，自始至终没有涉及患者家属呢？如果手术过程中有紧急情况不能问家属吗？

患者与家属，听谁的?

产妇羊水栓塞死亡的事件与以往很多事件不同，因此还曾在网络上引发了关于手术并发症以及抢救时家属签字的讨论。我身边的荷兰同事大多是临床大夫，他们的一些经历，虽不涉及医疗纠纷，但可能对中国人而言却很难想象。我的荷兰同事在临床上曾经遇到过家属与患者意见不同的情况。那个患者的疾病进入终末期，在医学上早已经回天乏力，尽管医生们通过各种办法维持住患者的生命体征，但患者本人早已痛苦不堪。

医生们发现，每次和患者及家属交代病情时，家属都坚持要尽一切可能救治并延长患者生命，而患者的眼神似乎表达了不同的情绪。之后，医生单独询问了患者的意见，发现他其实早就想放弃，因为治疗实在太痛苦了，但这种想法有悖于患者及家属的宗教信仰，因此当家属在场时，患者不敢直接表达自己的想法。

于是医生们决定停止维持治疗，并且没有告诉患者家属（其实这个决定患者是认可的）。患者家属当然非常生气，他们认为医生的行为完全违背了他们的信仰，但因为医生的医疗行为在荷兰完全合法，他们也无可奈何。最终，医生们通过镇痛等方式帮助患者尽量减少痛苦，让患者平稳地走完了生命的最后一程。

我跟同事说，这事儿要是发生在中国，医生可能会吃官司。没想到同事接着刺激我说：“我们之所以不告诉家属，是因为即便患者本人要求坚持治疗，医生也有权根据医学证据做出是否继续治疗的判断。”荷兰、德国等欧洲国家明确规定，如果在医学层面上出现不可能挽回的局面，医生可以判定是否终止抢救。

在荷兰，患者个人的知情权以及对治疗手段的参与度要比患者家属的重要得多。即便病人是未成年人，他们的意见也需要给予足够的重视。只要患者满12岁，就需要和家长一起参与对治疗过程的选择和判断；患者满16岁，他们就可以对自己的医疗措施做出决定。当然，多数针对未成年人的治疗，家长还是会被告知的。另外，如果患者要求医生向其家属和亲友保护其疾病隐私的话，患者亲属可能根本无法参与患者的诊疗过程——因为他们可能连自己的亲人得了什么病都不知道。这种情况虽然不常见，但却受到法律的保护。

同事曾跟我解释说：患者家属对医学知识的了解通常都比医生少，而他们对患者的了解也未必够多——至少在大多数情况下，家属不会比患者更了解自己的身体。湘潭产妇事件中的婆婆为了让儿媳生第二胎而不同意切除子宫正是一个典型的例子，它提醒我们：家属未必都是“为了患者好”，家属的意见有可能夹杂了私念。

因地制宜，且行且探索

尽管我已经在之前的专栏里面说过很多次，但还是想在这里再次强调：我们是不能脱离一个社会的历史、文化、法律、财力等因素来单纯地讨论医疗问题的。

就湘潭孕妇死亡事件，很多人可能会设想：如果病人术前也签署类似荷兰那种申明就好了；如果医生只从产妇角度出发，不考虑家属意愿就好了；如果医生可以在没有征得家属同意的情况下，直接进行必要的抢救而不拘泥于签同意书就好了……我们当然可以列举很多的假设和如果，但我拿产妇事件和荷兰医疗去比较是方便大家理解和思考，并不是想说“中国也有患者亲自签署的术前申明就万事大吉了”。

从上面的描述我们就能看出，荷兰现行的医疗常规实际上是建立在整个荷兰人特有的生死观，以及对待患者与家属意见的权重等多重社会价值取向上的。如果把他们的具体医疗行为单独剥离出来去解决另一个社会的问题，八成会水土不服。别说照搬照抄到中国了，很多在荷兰司空见惯的想法在欧洲也是饱受争议的。以医疗为例，安乐死等在其他国家严厉禁止或者至少存在严重争议的话题在荷兰却是合理合法的，这些制度不仅令中国人觉得不可思议，欧洲很多其他国家对此的争议也很大。

我曾在欧洲结直肠大会期间目睹了北欧医生们的争论。有的医生认为，即便病人想放弃也要尽力治疗，不放弃一线生机；但另一些医生觉得应该尊重病人的意愿，特别是在治疗后无法保证病人生活质量的情况下，一定要尊重病人的意愿，患者的生命应当掌握在他们自己的手中。

我们应当认识到，所有人为设计的制度都有各自的问题。我向大家介绍荷兰的医疗是因为了解他们能帮助我们通过思考找到更适合自己的医疗方式。还是那句话：在医疗过程中，一些我们觉得理所应当的事情常常找不到标准答案，我们只能且行且探索。

隐私

看不到的“隐私”

尽管身在荷兰，但想要真正理解并融入荷兰的文化其实并不容易。巧的是，实验室里居然有个荷兰籍华裔实习生，她叫建颖，生在浙江，长在荷兰；中国人强大的学习能力使她轻松进入了荷兰最好的医学院学习。和她聊天时，我接触到不少自己不曾想过的话题。

建颖曾经前往台湾的医学院进行交流访问，医院里的一些场景让她颇感尴尬。有一次，她跟医生出门诊，医生在给病人甲看病时，病人乙破门而入，跟医生说起自己的病情，说了几句话之后，病人乙就离开了。建颖问我这样的场景是否有不妥之处，我首先想到的是病人乙插队了，并且医生允许插队是不妥的。但建颖向我提出了另一个看法：医生不应允许病人乙窥探病人甲的隐私，也不应任由病人甲倾听病人乙的隐私。此外，病人乙当着其他病人暴露自己的隐私也十分不妥。

这样的看法在国内是鲜见的，我们通常对隐私的保护，在不同情况下似乎有着迥异的态度。由于条件所限，在就诊时，医生对病人隐私的保护还是有所欠缺。有些医院的门诊可能还是两个医生在一个诊室同时给不同的病人看病，这时病人的病情与隐私就可能被其他患者听取与了解。

近年来，我们已经开始注重保护患者的隐私。在一些科室，例如妇产科，很多患者要求在有隔离的状态下进行检查；很多女性患者也希望能单独向医务人员叙述病情，避免他人听到。对于隐私的界定与关注，可能只是一个观念的问题。台湾地区如此，大陆的医院也有同样的现象，用建颖的话说：这可能只是中国人的习惯而已。有些人会觉得过于强调隐私有点矫情，比如去看感冒发烧这类小毛病，会有什么隐私呢？这样的说法有一定道理。国人对于一些小毛病并不会过多在乎；而洋人似乎并不愿让他人知道自己有恙。荷兰的法律规定，医院应对患者信息严格保密，一般情况下即使用人单位也无权过问其雇员的医疗细节。我国也正在努力完善这方面的制度规范，例如对于乙肝患者的隐私保护工作取得了一定效果，曾经十分普遍的招聘过程中的“乙肝歧视”现象得到了遏制。

尽管医生的职业规范要求医务人员、医疗机构应当保护病人的隐私，但与此同时，患者也应当对自己应有的权益给予重视，相互协作，事半功倍。很多时候，如果患者提出隐私保护需求，医务人员还是十分愿意配合的。而目前越来越多的医院的就诊条件也在逐步改善，避免了多位患者挤在一个诊室的尴尬局面。

不过，最要紧的还是我们每个人的观念。在非紧急情况下，如果再次遇到就诊过程中其他患者突然闯入的情况，我们患者与医生能否共同阻止这样的行为呢？不仅因为秩序，也因为隐私。

犯罪嫌疑人的隐私

有一次，我和研究组聚餐，大家又聊起荷兰医院对患者的隐私保护，而这次讨论的事例更加少见了。

毒贩采用吞食密封后毒品的办法来人工运输毒品的事情只在影视作品或新闻里才能看到，但我的同事却告诉我，她真的遇到过这样的病人。患者来医院时已经昏迷不醒，检查发现他的肚子里有十几包毒品，并且有一个袋子破裂了。大量毒品进入患者体内后使患者产生了严重的心血管反应，其生命危在旦夕。大夫们二话不说立即手术，把毒品从患者体内取出。

在我的想象中，在拯救患者的生命之后，医生应该继续上演把坏蛋交给警察，然后警察借助线索查出惊天贩毒大案的剧情，但实际情况却出乎意料。医生把患者肚子里的毒品取出后交给了警察，但当警察问及毒品从哪个患者身上取出，以及患者的性别、年龄、身高、外貌特征等问题时，医生们的答案一概是“不知道”。

咦？这不是包庇毒贩吗？同事解释说：“这种行为在有的国家确实是违法的，但在荷兰却不是。荷兰的法律保护并且支持医生的这种行为。”荷兰人认为，对于医生而言，拯救患者的生命是最要紧的事情。这些毒贩所吞食的每一袋毒品的计量都远超过致死剂量，所以袋子一旦破裂，就必须将此人立即送往医院进行抢救。如果毒贩和其同伙因为担心事后医生向警察举报会带来牢狱之灾而产生迟疑，延误了就诊的最佳时机，那患者就九死一生了。

此类情况一旦出现，分分秒秒都是生与死的距离，医院通过这种彻底保护患者隐私的方式来换取患者的充分信任，以保证这些人的性命能够得到及时的救治。这样的隐私保护也能够确保即便将来还有类似的情况发生，毒贩同伙也能够在第一时间将患者送往医院救治。“真正十恶不赦的大毒枭是不会亲自吞下毒品的，这些马仔很多都是被逼上绝路才这么干的。他们应该受到怎样的审判归根结底是司法部门的事情。”我同事这样解释道，“我们作为医生负责救人，至于他是好人坏人，法律不要求医生做出判断。这使我们遇到类似状况时能更方便地开展医疗工作。”

这样的事例毕竟罕见，而如此敏感的状况在各个国家和地区也都有不同的处理方式。如果脱离社会实际情况去讨论孰对孰错并无意义。荷兰的法律如何在医患信任的问题上发挥促进作用是值得我们每个人思考的。

安乐死

我的同事在急诊接诊了一个年事已高的老奶奶。她因为肚子疼到医院看急诊，一圈检查之后却不幸发现，小肠已经有好几米都缺血坏死了。老奶奶本身就有很多疾病，身体状态非常差。同事和他们的外科团队在评估手术风险后认为，老人可能无法经历手术创伤，通俗地说就是“很可能下不了手术台”。

他们跟老奶奶和她的丈夫一起讨论分析：如果要手术，成功的可能性并不大，或是即便手术完成了，她也很可能因为各式各样的并发症而最终在ICU里结束余生，而且整个过程中她可能很难再维持自己清醒的状态；如果不手术的话，可以通过镇静维持等方式延长几天的生命，这几天不会太痛苦，并且至少能够帮她维持一段时间的清醒状态，但这也意味着老人的生命只有最后几天了。

选择非常艰难……但病人最终决定放弃手术治疗。她的丈夫虽然很难受，但还是选择尊重老奶奶的选择。在接下来的几天里，那些老奶奶所爱的亲戚朋友都来医院和清醒的老奶奶一一见了最后一面。最后，她安静地离开了人世，并没有经受太多痛苦。

安乐死在荷兰

很多人听我讲完这个故事，都非常羡慕荷兰人的“安乐死”。当然，上述的例子从法律角度上来说，应该被归为“医师协助自杀”，并非安乐死。如果非要较真儿，安乐死在荷兰被定义为：在患者明确要求的前提下，有明确目的地通过药物注射结束其生命。

至于中国如何从法律上定义安乐死，犹未可知，毕竟我们还没有立法认可安乐死。在荷兰除了安乐死，还有其他医生参与的结束患者生命的方式，例如医师协助自杀、过度注射镇痛药，以及停止人工生命维持等。最后这种方式国内民众或许还有所耳闻，也就是我们所说的“放弃抢救”。不过除了“放弃抢救”之外，绝大多数老百姓似乎总愿意把没有痛苦的死亡称为“安乐死”。而“安乐死”也跟风车、郁金香、大麻、红灯区一样，成为荷兰的标志之一。很多支持安乐死的人总爱说："你看人家荷兰……"好像安乐死在荷兰有着悠久的传统和历史。

事实并非如此，荷兰的"安乐死"从饱受争议到被人们接受也经历了一段艰辛的历程。20世纪60年代，仅有一半荷兰人支持安乐死，而安乐死在荷兰合法，也不过是2000年以后的事情。那么，究竟是什么促成了这一系列的变化呢？

上帝给荷兰人开了个后门

荷兰人做的一些事情是宗教激进主义绝对禁止的，例如吸食大麻、嫖妓、堕胎等的合法，但是在现代荷兰社会，虔诚的基督徒已经远没有那么多了。除了每年几个宗教节日之外，越来越多的荷兰人，特别是荷兰年轻人，受到基督教的直接影响并不大。

当然，如果我们把时间倒退500年的话，基督教对整个荷兰社会风俗的影响是非常明显的。16世纪，麦哲伦船队航行世界，哥白尼发表日心说，科学革命的萌芽使得传统欧洲罗马天主教会受到空前挑战，宗教改革如火如荼。那时候，基督教分化出一些新的派系，对欧洲各地都有不同程度的影响。传统的罗马天主教会对意大利等国家仍有很大影响，而荷兰却吸收了来自宗教改革家加尔文的很多新思想。加尔文主义相信神对人类的救赎是已经预先设定好的，尽管一些人的人生是痛苦的，但这些被神所挑选的人死后是要去天堂的；而对于上帝不予拯救的那些人而言，死后上天堂就别想了。但传统的罗马天主教徒对加尔文主义这些新观点并不认可，他们认为除了信仰上帝之外，还得通过行为来表现对神的信仰才有可能上天堂。而且祈祷和捐助教会等善行越多，“购得天堂门票”的机会就越大。

上面的解释可能很难懂，那我们打个不太恰当但更易懂的比喻：荷兰这样的地方相信“放下屠刀，立地成佛”；而传统教民则相信不仅要信佛，还得通过一些行为积德行善，例如给寺庙捐钱、放生、念经，越多越好，这样将来轮回转世才能有个好去处。

说到这里，大家也许不难发现，新教的教义给教徒决定自己的生和死留出了很大空间。因为被上帝所选中才会去天堂；如果没被选中就不能去。那么，以安乐死为例，当个人觉得自己已经受了足够苦难的时候，即便通过人为方式提前结束生命，灵魂也自有归宿。与之相反，如果是传统天主教徒，“安乐死”就有大问题。信徒本身是不能决定苦难是否受够，以及何时可以去见上帝的，因此，生死由神来主张，怎么会轮到人自己说了算呢？更何况如果提前结束生命，那就不能继续行善，去往天堂的机会不就降低了吗？所以安乐死对他们而言自然是不能接受的事情了。对待死亡的态度如此，对待新生命的态度也类似。例如，堕胎对于罗马天主教而言，就是板上钉钉的大禁忌。对于加尔文主义影响下的新教而言，尽管堕胎还是一个极为敏感的话题，但它至少有松动的余地。

随着时代变迁，人们的思想也逐步变化，或许谁都不会想到当初对宗教理解的小小偏差在沉淀几百年之后会形成如此巨变。荷兰对于安乐死、堕胎的宽容和很多受传统天主教影响下的西方国家形成鲜明对比。

需要阐明的是，我在此讨论的是荷兰人的总体概念，不代表所有荷兰人的态度，比如荷兰现在还有不少宗教激进派村落。我所认识的这些村落的人正像很多中国人所理解的虔诚的基督徒那样每天祈祷、周日去教堂。他们拒绝堕胎，甚至反对避孕，因此家里总是子孙满堂，对于安乐死的态度就更加保守了。除了他们，近些年来荷兰也有越来越多的穆斯林移民，他们对于安乐死的态度往往也很保守。

即便上帝给荷兰开了后门，也不意味着“安乐死”就能在荷兰顺理成章得到实施。

四十年前的口水战

社交网络发达的今天，似乎总有人因为大事小非在社交网络上打口水战。很多人反对这种争论，但不得不说，这种口水战有时还有促进社会改变的功效。

20世纪70年代，一名荷兰医生的母亲身患绝症，医治无望，却一直被病痛折磨，这位母亲多次明确请求身为医生的孩子能够帮助自己没有痛苦地结束生命。而这位医生也确实这么做了。注意，那还是20世纪70年代的荷兰，即便是晚婚晚育都会让街坊邻居传闲话，谁要敢提同性恋、安乐死或是吸食大麻合法，即便不会被拖进监狱，也至少会被口诛笔伐。但是，法院最终判定这名医生并没有“谋杀”其母亲。

我的天啊！这样的判罚在当时对于很多荷兰人来说相当于“毁三观”的事情。虽然有人觉得不合理，但能与之类比的一个例子却是前些年的药家鑫事件。中国人世世代代都接受了杀人偿命的观念，突然来了个“激情杀人”实在令人费解。因此在当年，这位医生帮母亲结束生命的事件对于荷兰人而言也是如此，天底下哪有人故意把亲妈弄死还不算谋杀的？

幸亏那时候还没有社交网络，否则一场口水大战肯定在所难免了。这一事件立即在全荷兰乃至全欧洲引起轩然大波，人们在主流媒体上针对“安乐死”展开了非常激烈的争论。支持者和反对者都竭力争夺舆论导向，希望获得更多民众的支持。倡导者竭力呼吁大众生命的意义不在于多长而在于多好，要注重生活质量；反对者振臂高呼声称，此例一破天下大乱，谁也无法确定疾病到底什么时候才算没救了，上帝也不希望我们就这样自己定夺生死……

讨论的结果是什么呢？用今天的网络语言解读就是“看评放”（看了评论就放心了）。大众对于安乐死的态度由一开始的极力反对，慢慢变成了理解，直到最后逐渐变成支持。20世纪90年代，荷兰大众对于安乐死的支持度已经提高至九成。

设计好制度or摸着石头过河?

哎，我又要打击“‘国外的月亮圆’主义”了。这个主义的支持者总念叨你看人家国外制度多好，这要是放在中国肯定不行……

非也。

不得不承认，一套规范的法律体系以及荷兰人务实的秉性使政府放心大胆地将选择的自由交于人民。不仅是对“安乐死”，荷兰对大麻的公开管理以及对质量的严格监管反而使得青年吸食大麻的比例远低于美国。在荷兰，公民在理论上也可以持枪，但烦琐甚至苛刻的申请程序使得这个国家的枪支持有率极低，连在阿姆斯特丹的美国游客都开玩笑说："荷兰比美国安全多了，至少不用担心有人拿枪向你射击！"

但可以肯定的是，荷兰人肯定没有"先"设计出一套完美无缺的法律，然后再尝试"安乐死"。前面说过，先行者在20世纪70年代已经将"安乐死"付诸实践，民众在随后的90年代也大多接受了安乐死。荷兰在2000年通过立法确认安乐死的合法性可以说是"顺水推舟"，如果有人过分突出法律制定者的高瞻远瞩其实并不具有说服力。

同很多具有中国特色的问题一样，荷兰的安乐死也有"摸着石头过河"的过程。荷兰人的自由与大胆使得他们在相关法律规范建立之前就开始尝试安乐死。除了实践，直爽的荷兰人似乎并不在乎把安乐死放在公共视野下开展激烈的争论。同时，正是实践与争论进一步促使乃至迫使相应法律的诞生、完善与规范。

尽管每个国家都希望其法律与规章能够毫无漏洞，但实际上操作起来，各式各样的实际问题总会接踵而至。以荷兰的"安乐死"为例，实际操作过程中遇到的最大困难就是如何评价病人所经历的痛苦是否是无法忍受的。很显然，对于痛苦的感受是一件非常主观的事情。每个人对痛苦的感受程度以及忍受能力都不同，病人甲无法忍受的痛苦可能对病人乙而言就可以耐受。但对于是否需要安乐死的裁决不可能仅凭借患者单方面的主观感受来判断，而医生如何客观评价病人的痛苦时常难以拿捏。

当然，人们实际操作起来却发现事情并没有想象的那么糟糕。荷兰每年选择安乐死的人数约2500人，仅占死亡人数的约2%。荷兰绝大多数安乐死患者都处于疾病的终末期，疾病往往已经造成患者器官功能的丧失并给患者的生命维持带来严重的威胁。选择安乐死的病人群体主要是癌症患者。2005年，荷兰因癌症死亡的患者中大约有5.1%是通过安乐死结束生命的。从这个角度而言，尽管荷兰现行法律未对痛苦评价给出明确的解释，但对实际操作的影响并没有人们想象中那么明显。

很多人都很担心安乐死的监管，毕竟人死了无法复活，要是有什么差池，连反悔的机会都没有——这是很多反对安乐死的理由之一。当然，荷兰人也想到了这点。他们的处理方式也并不出人意料：设定患者想要申请安乐死的条件。首先，只有患者本人可以申请安乐死，并且不是谁都有条件申请的，患者必须满足法律所规定的申请条件，例如自愿申请并且经过充分的思考，患者所经历的痛苦必须是难以忍受并且病情无好转的可能，患者对其病情及预后有着充分的认识，等等。其次，除了患者的主治医师之外，必须还有另一位独立医师参与并为患者提供咨询。此外，荷兰还有一个专家审核委员会，负责对安乐死的实施进行监督。

当然，上面所说的是“现状”，为了获得相对比较满意的现状，荷兰人还是挽起裤腿、摸着石头过了一条很宽很宽的河。数据显示，20世纪90年代，荷兰实际的安乐死上报率仅有两成。随着法律的逐步健全，人们发现安乐死的透明度也越来越高，这件事情也逐步被人们接受，成为一件可以公开的事情。数据显示，到2005年约有八成的安乐死都进行了详尽的汇报。

等等，2005年，八成。这或许在很多批评家眼里是一个令人毛骨悚然的数字：还有20%没有详细汇报！天哪，谁知道这里面都有哪些见不得人的勾当？

但不管外人怎么评价，荷兰人仍然继续实行着“安乐死”，且行且珍惜。

船小好掉头

很多人对安乐死在中国实行充满了期待，我原本也是如此，但出国之后却越来越谨慎，虽然依然乐观。有人相信外来的和尚好念经，咱中国人赶紧跟着荷兰人学学如何制定相应的法律法规吧。但是别忘了，荷兰国土面积两个半北京那么大，人口和北京差不多。应当说，船小好掉头，所以荷兰的经验未必能完全套用于其他国家和地区。2000年，荷兰就领头为安乐死立法，但是到目前为止，仅有极少数国家和地区步其后尘。

同样是西方，对于不少美国人，特别是南方共和党控制地区的老百姓而言，荷兰就是一个离经叛道的坏孩子。美国曾有名人批判阿姆斯特丹是世界污浊之物的集中地——毒品、娼妓、犯罪——是坏人的迪士尼乐园。这可不是少数人的声音，每届美国总统大选的时候，候选人总得提几句亚洲的人权、数落一下荷兰的堕落。曾经，美国共和党总统候选人桑托伦就直接说：荷兰会有10%的老人被安乐死，用这个数据来批评荷兰的安乐死政策。他曾在演讲时说，荷兰的老年人都得戴上"谢绝安乐死"的手环，否则就可能被拖去医院实施"安乐死"。事实上，桑托伦所谓的"谢绝安乐死"手环根本不存在，这些言论显然是语不惊人死不休的政客论调。但毫无疑问，这确实是一小部分选民的关注点，作为政客，他的目的只是为了赢得这些选民。

大，有大的难处。很多事情的行政成本在小国和大国之间是无法比较的，因此很多西方小国早就立法规定一些司空见惯的事情，这在大国实行并非易事。荷兰早就立法支持同性婚姻了，但同是西方国家，体型庞大的美国直到近几年才全国认可同性婚姻合法。而且即便法律上通过了，南方一些共和党大本营的美国公民们也恨得牙痒痒：联邦政府为什么要干涉每个州的“婚事”？我们就是保守，就是不希望同性结婚，就是反对堕胎，不行吗？

有时候我真的羡慕荷兰船小好掉头，不过对于“安乐死”在中国合法，我却依然乐观。

生命的尽头

医生的工作是为了提高病人的生活质量，这其中包括两方面：尽量减少疾病造成的影响，尽量保留病人的功能以确保其继续融入社会。很多医生只管治病，觉得第一个目标达成了，第二个自然水到渠成。如果病人生活不能继续自理或必须在疗养院度过余生，换句话说，如果病人最终不能回归普通人的生活，那在很多医生看来，这也并不是一个“医学问题”，对吧？

——美国哈佛医学院著名外科医生阿图·葛文德

普通人的生活

老年痴呆症患者随着病情的进展会逐渐丧失生活自理能

力。在社会中，他们想过上正常人的生活是不可能的，因为他们上街可能会走丢，甚至会忘记家人的名字，就连去小店买日用品对他们而言也困难重重。所以在一般情况下，这样的患者只能被锁在家里或者送到养老院——普通人的生活跟他们基本无关。

在荷兰，老年痴呆症病人的情况也差不多，但却有一个例外。阿姆斯特丹郊外有个叫作De Hogeweyk的村落，它是一个专为老年痴呆症病人设计建造的村子。和其他村子不同的是，这个村子只有一个出入口。包括老年痴呆症病人在内的村民们在村子里像普通人一样生活，自己去超市买杂货、去咖啡厅喝下午茶、去理发店理发、去烘焙店学做蛋糕，甚至还可以去邮局寄包裹。

你一定很奇怪，这怎么可能？这些病人不是生活不能自理吗？

对，他们确实无法在一个真实的社会中生活，但就像电影《楚门的世界》一样，这个村子里的一切都是“假的”——除了病人。村子里还有200多名医护人员，但这些医护人员并不是我们所熟悉的那样，身穿白大褂，相反，他们在村里都有各自的角色：收银员、杂货店老板、理发师、邮局职员等。而且视频监控系统也能确保村子里的老年痴呆症病人一旦有意外发生，专业的医疗人员能够迅速到达并给予帮助。

有人或许会觉得可笑：荷兰人这么折腾，通过投入大量的人力、物力、财力来帮助这些病人过上普通人的生活。但这真的可笑吗？“普通人的生活”可能令很多年轻人、健康人感觉平淡无奇——以至于我们时常忘却这对很多老人、病人而言却是一种奢望。如果没有这样一个村子，这些老年痴呆症患者或许就会跟全世界其他同类患者一样，过上“足不出户”或者说是“与世隔绝”的生活。这样的痛苦，我们这些普通人又如何能够体会？

我的奶奶心脏并不是很好，晚辈们常劝她别到处跑来跑去增加心脏负荷，买菜之类的事情交给小辈人来做就好了，可她就是不听，坚持出去溜达，自己买菜做饭。这种普通人的生活对她极其重要，而我们晚辈未必能体会。

荷兰的街道上总能看到一些满头银丝的老人推着购物车，佝着背，步履艰难地朝超市的方向走，走着走着还得停下来歇一会儿再继续前进。刚来欧洲时我完全无法理解这样的“危险”行为——他们这把年纪如果摔一跤就是大事，甚至可能会因此丧命。后来我开始渐渐佩服欧洲老人不服老的精神，他们坚持生活自理。而我现在才开始体会到，那种天天围着柴米油盐酱醋茶转的普通人的生活对他们而言是多么珍贵。

活出自我的荷兰老人

我的荷兰导师已年过七十，按照中国人的传统思路，这已经是从心所欲和享受天伦之乐的年纪了。可他偏不。他的生活仍然和一个青壮年几乎没有差别。尽管已经退休，但他还是每天穿梭于医学院、实验室，经常参加各类学术会议，将很大的精力投入到外科学研究中去。他早已著作等身，但仍然乐此不疲。医学不仅是他的事业，更是他一辈子最大的爱好。除了医学，他生命的很大一部分时间都花在了运动上。春夏季的鹿特丹湖边，我总能看到他跑步的身影；到了冬天，他的活动就更多了，滑冰、滑雪都不在话下！他总是在我们面前吹嘘，由于他年轻时荷兰特别冷，他就从荷兰北部河道一路滑冰穿越到荷兰南部，跨越全境。他还爱好艺术，每周研究小组开会讨论医学之前都要先花半个小时讨论艺术：最近大家又去了什么博物馆、艺术展，或是最近看了什么新书或是电影。当然，他也跟全世界所有的爷爷一样，热爱着自己的家庭，尤其是他的宝贝孙女们。每次提到孙女，他总是无比高兴与自豪。不过跟国内很多同龄老人并不一样，对他而言，子辈和孙辈只是他生活的一部分，并且是很小的一部分。

我认识的很多荷兰长者都是如此，事业、爱好、运动、艺术、家庭等方方面面构成了他们丰富多彩的生活。当然，荷兰的老人也不是千篇一律的。我还认识另外一位荷兰老人，她早已儿孙满堂却仍然坚持长年独居、自理家务。不过随着年纪的增长，她渐渐觉得自己的身体已经无法再照看一整套公寓了。她没有搬去跟孩子们一起住，而是决定要把房子卖了，去养老院生活。

不知“养老院”这个词是否会让人想到“孤单”，但她可不这么认为。她说养老院里很多老人的日子并不那么无趣，因为他们同龄人可以一起聊天、下棋、读书、运动，做一些兴趣相投的事情。当太阳出来的时候，他们就会和所有的荷兰人一样：晒太阳。节假日里，经常能看到老人的儿女们带着他们的孙子孙女来看望老人。还是那句话，和很多中国老人不同，孩子并不是他们生活的全部。

老无所依?

尽管我所工作的医院是全荷兰最有名的医院，但病房里除了病人往往只有一个陪护，而且很多时候陪护人并非病人子女，而多是同样年迈的老伴儿。每每看到荷兰病房里的老夫妇，我就会想起一句话：久病床前无孝子。这么想实在不对，或许因为我实在跳不出中国人的思维。总以为这些没有家人陪伴的老人都很可怜，是被他们的“不肖子孙”抛弃了。

这让我想起国内的病房完全不是这幅“凄惨”的画面。在国内的医院里，大多数老年人看病都有家人，特别是子女等亲属陪同。一些近郊的县医院转来的病人，来看病的时候往往像组团而来。一个病人有七八个亲属随行，每个亲属都想陪着老人，因此病房经常很难管理，病房管理员每天都要花很长时间告知家属在非探视时间不能全都挤在病房里。

应该说，国人所熟知的“孝”在很大程度上都是在病床前“展示”的。目前在中国的很多大医院看病确实需要这种“孝”，在大医院看病人手总是不够，排队挂号、排队缴费、排队检查，看个病简直像在医院里定向越野。因此需要家人，特别是年轻人给予照顾，否则对腿脚不便的老人而言无异于雪上加霜。因此，儿女们真正亲力亲为才能给老人治病提供一个更好的环境。但我也看到，这份“孝”并不是每一个老人都能享受的，或者说不是每一个儿女都能做到的。

在北京的大医院里，还能看到另一种老年病人。他们往往是知识分子，有些还是大学教授。但他们来看病的时候多是只身一人，或是由同样年迈的老伴儿陪伴。问他为何没有子女陪同，答案通常类似：儿女成才后纷纷出国，只留下年迈的老伴儿相濡以沫。儿女只有每年回国的时候才能回家探望老人，其他时候只能通过电话或网络从大洋彼岸送来问候与关心。每次在急诊遇到这样的老人，总令人唏嘘不已。有人就说：这些人生孩子有什么用？养儿防老有什么用？当代中国社会已经脱离了氏族群聚和家族式生活，尤其是身处大中城市的老人，很难时时享受到儿孙满堂的天伦之乐。如果用道德大棒武断地要求每个子女无论身在何处只要父母患疾必须亲身尽孝也是不现实的。

其实，荷兰老人看病不需要子女陪同的原因在于他们的专业医务人员相对国内而言还是很多的，他们可以代替病人子女去完成很多陪护、照顾的工作，子女也可以放心地把家人交托给医院。而且这份“专业”有时比“孝”对治疗疾病更有效。荷兰的专业医疗服务能够部分取代我们所熟知的“孝”，这对于解决我们转型期的中国医疗所面临的实际问题，是不是也可以作为参照呢？

只是目前来看，这份“专业”在国内还比较稀缺。医院里的多数护工的服务仅停留在家政服务的水平，并不能给予病人真正的专业医疗看护。我只在极少数团队中看到过护工在专业护士的指导下给患者做科学有效的康复训练。

或许是我太心急了，毕竟在大多数老人看病还是儿女陪伴的状况下，市场或许还没有嗅到患者和家属对于专业服务的需求。但我也承认我真的很着急，因为我也漂流异乡远离父母。我急切希望将来有一天，我的父母长辈因疾病需要住院，我能找到比我更专业的人同我一起照顾他们，这在我看来才是真正的“老有所依”。

如何告知坏消息？

记得我很小的时候，爷爷得了重病，但家里人都没有告诉他真实病情，只是告诉他会治好的。直到去世，爷爷都不知道自己得的病是胃癌。念中学的时候，家里有远亲得了结直肠癌，我跟爸妈去探访的时候，他们特别关照：“病人还不知道自己得了‘那一个字’，别说漏嘴了。”我进医院实习的时候，了解到很多病人都不知道自己得了癌症，只有患者家属知道真相。因此跟病人和家属交代病情的时候要倍加小心。

似乎很长一段时间里，我们中国的病人并不会直面那些特别糟糕的消息。即便会说一些“白色谎言”，医生和患者家属也会配合起来，保证病人在住院过程中有一个良好的心理状态。最近，我参加一些有关医学伦理的研讨会，中西方的业内人士对于这个问题仍然无法取得共识。

当我告诉同事我在中国所经历的这些情况时，他们告诉我荷兰完全不是这样。荷兰医生必须如实告诉自己的患者到底得了什么病，不能因为是绝症就隐瞒真相。相反，如果患者要求的话，医生有义务帮助患者保护隐私，不能将患者的具体病情告诉包括家属在内的任何人。虽然我已经说过很多次，但还是想强调一下，不同文化下的医疗行为会有很大的不同，这些差异并没有好坏对错之分。

不过，我们不妨换个角度看待这个问题。就在40年前，医生对癌症还束手无策，得了“那一个字”几乎就被判了死刑，而且很快就会被执行。再看看今朝，医学的发展实在太快了。这或许正是医生帮助患者直面坏消息的坚强后盾。20世纪70年代，癌症的十年生存率总体不足25%，而在2010年，这一数字已经达到近50%，我们期待在20年内，这个数字能继续上升，达到75%！

在荷兰，很多癌症的早期筛查工作做得比较全面，很多患者在癌症早期阶段就被诊断出来了。这时告诉患者真实情况可以帮助患者在更有心理准备的情况下配合医生进行早期治疗。因此，这类坏消息并不是“死亡通知书”，更像是医生和病人共同接受的一项挑战，而这时开始的治疗就像是挑战中的一项项任务，病人接受起来也相对轻松一些。

当然，我国对癌症的筛查跟发达国家相比还有一定差距，但我们紧追的态势已经非常明显。我们看看身边的例子，也不难发现这种改变是很明显的。父母一辈对于癌症等绝症的了解比较少，他们所听闻的很多关于癌症的故事都是由于发现得太晚，医生已经无能为力了。而这几年的情况就大不相同了，很多癌症都是早期发现的，甚至是癌前病变，比如不少消化道癌症就是做内镜筛查发现的。这时现代医学就大有可为了。这些情况下，如果我们在发现疾病后把真实情况告诉患者，他们面对坏消息的信心，会不会更大一些呢？

安吉丽娜·朱莉的例子就更加“现代化”了，她向人们生动地展示了人类未来可能对待坏消息的方式。2013年，朱莉因为自己家族的癌症病史，以及自己的基因检测结果而预防性地切除了双乳，2015年，她又预防性地切除了卵巢。面对坏消息，朱莉主动出击挑战病魔，她的勇敢与坚定是毋庸置疑的。除此之外，科学技术的发展或许才是朱莉信心的最大来源。随着科技的进步和新技术的推广应用，也许在不远的将来，病人面对的消息会变成这样：很遗憾有一个坏消息，您有癌症易感基因；不过也有个好消息，这个癌症我们能防能治。

我期待这样的改变。

误解了“生命之于荷兰”

2014年7月17日，马航的飞机又出事了，近三百人的生命瞬间逝去。飞机从阿姆斯特丹出发，机上大多数乘客都是荷兰人。如此惨剧确实令荷兰乃至全世界的人感到悲恸，但当时荷兰国内的一些媒体似乎对荷兰有很大“偏见”。

报道1：荷兰为什么没有举国哀悼。这是马航事件发生之后荷兰迅速流传开来的一则报道。表达的意思是：尽管那么多同胞命丧乌克兰，但是荷兰人却不喜欢全国性的哀悼，也没有全国性哀悼的传统。而荷兰政府也更着力于调查事件真相，而不是通过全国哀悼来作秀。

报道2：生命之于荷兰。大致意思是：这两天，荷兰举办了庄严肃穆的仪式，以迎接遇难者遗体回国，国王、王后、总理全部到场。遗体在士兵的护送下被放入灵车，在高速路上行驶时，两旁车辆自发停下鸣笛哀悼。民众自发前往送行，无不悲伤得不能自已。

上面两篇报道几乎自相矛盾，报道1的话音未落，荷兰人就立马放出报道2打脸给你看。但就我自己的观察而言，两篇新闻报道的内容都是真的，但问题是它们都比较片面。尽管都是赞美荷兰，却充满偏见和误解。这些报道究竟片面在哪里呢？很简单，把一个国家的“政府”和“民众”混为一谈，觉得两者是一样的。但实际上这两者还是有蛮大不同的。

那几天，大家周边几乎所有的话题都是马航惨剧。对于荷兰政府组织的各项全国范围的哀悼活动，有的荷兰人说确实应该，因为毕竟那么多无辜生命就这么消失了，这是很悲伤的事情；也有人觉得这么大张旗鼓地作秀有些浪费；还有人说得小心政府行为背后的政治意图……能看出，不少荷兰人从个人立场上并不赞同政府的做法，而荷兰人在面对死亡和葬礼时，通常采取比较实际的态度。一般葬礼在荷兰开销仅需五六万元人民币，相对于这次荷兰政府这么高规格的哀悼仪式，很多民众更想知道为什么会发生这样的事情、谁干的，以及如何避免悲剧重演。

荷兰政府在处理此次马航事件的态度与做法，被一些人认为“不荷兰”，而政府行事总是脱不开政治立场与考量，荷兰政府也是其中之一，这也并非不能理解，所以即便身边很多荷兰人并不欣赏政府的做法，但他们也只是吐槽和批评，尚未有人说要占领议会或皇宫。

不得不说，对于习惯了大场面葬礼的中国人而言，荷兰政府的做法自然很讨中国人喜欢。因此不难想象这篇文章给一些读者朋友们泼了冷水，但我们不能仅沉溺于赞美荷兰政府为他的人民摆了多大排场——如果连荷兰人都不买账，排场再大有何意义？我更想说：生命之于荷兰，远不是“排场”二字可以概括的。

生命的尽头

很多荷兰人对待生死是很实际的。当回天无力时，医患双方都会愿意接受现实，以避免患者的痛苦，提高生命的质量，而不是尽全力延长生命。很多病人，特别是年迈多病的老人并不愿意在ICU的病床上结束生命。

似乎荷兰病人不够“珍惜生命”，但细细分析却不然。或许正是因为荷兰人热爱生命、热爱生活，他们才如此看重活着的每一天。尽管说荷兰人“实际”可能也是一种偏见，但对很多荷兰人而言，清醒的最后一天可能要比昏迷的最后一年更有价值、更触手可及！

我在荷兰经常能看到吸着氧气、步履蹒跚的老人独自坐着电动轮椅前往超市买菜。这在中国来说是难以想象的——这样的老人不乖乖躺家里，出来乱跑什么——但这在荷兰、德国等欧洲国家很常见。

亚洲文化背景下，很多人都希望尽全力延长患者的生命，中国就有俗语“好死不如赖活着”。我在参加外科会议的时候，很多亚洲科学家提出的手术技术常常被西方的同行认为只在乎延长生命，而忽视生活质量。因此，一些西方医生就会提出这样的问题：一味追求延长生命，什么时候才是个头呢？

当然，我个人对这个观点并不买账。因为西方人对于一些东方人看来很奇怪的事情也同样执着。例如对于极度早产儿以及对先天性遗传病胎儿的治疗方式，东西方就有着很大的观念差异。而器官移植等曾被认为大逆不道、亵渎神明的行为，不也是由一群单纯地想要延长患者生命的外科医生折腾出来的吗？竭尽全力地延长生命有时候像是一场赌注，即便赢的概率再小，但只要活着就有希望，也只有活着才可能赢——这点无论是医生还是患者，又何尝不知道呢？

即便在欧洲，各国医生在医疗行为上也有很大的差异。尽管终末期病人的镇静疗法甚至安乐死在荷兰已经被社会所接受，但同样的话题放在英国，就会让那帮英国绅士吵翻天。争论归争论，医学发展依然昂首向前。还是那句话，医疗行为的差异来自文化的不同，但很难分出孰优孰劣。

肯定有人会说，我们国情不同，哪能跟荷兰比啊。我本写了一大段“大道理”试图说服大家，这年头真没必要被家庭、孩子所束缚，老人应当去追求自己的精彩人生……但转念一想，其实很多中国的爷爷奶奶辈是很乐于把自己奉献给后辈的，劝说这些老人可能纯属瞎操心了。

所以，这篇文章应献给那些内心对自我还有些小悸动的爷爷奶奶，以及将来可能成为这样的爷爷奶奶的人们：这个时代，我们每一个中国人已经有机会过自己想要的生活了。

PART 3

第三部分：制度的问题？

不管发生什么事，我们总误以为首先是制度出了问题。

抠门的荷兰医疗制度

不给做检查

荷兰人的“抠门”似乎是出了名的，不仅在日常生活中能体会一二，在看病的时候，我也被“抠门”的荷兰人搞得很无语。那次我遇到的问题是食道异物感，这个症状可是非常吓人的，因为事情可大可小。于是我在症状出现之后立刻联系家庭医生，希望能够检查一下。不难想象，预约家庭医生又得等好久。症状在此期间也不见缓解，没有医嘱也买不到药，心里难免更加烦躁了。而我好不容易看了医生，他却只给开了两周疗程的抑制胃酸药物，说：“回去吃吧，估计是反流性食管炎，吃了不好再来找我。”当时我心里有些不满，心想，开药前你总得给我检查一下吧。于是我“暗示”医生说：“我能不能申请做个胃镜啊？这样的话，食道有什么异物或者只是炎症反应一下就能看出来了。”医生的回答很直接：“不行。”我向他连解释带请求半天，还是不行。

于是我生着一肚子闷气吃了抑制胃酸药物。两周后，我的症状确实好些了，但并没消失，于是再去找家庭医生。没想到他却说：“既然吃着有效那就再吃两周吧。”我心想：家庭医生也太好当了吧……可是没办法，没有家庭医生的转诊单，去了医院也没人给我做胃镜。于是我接着闷头吃了两周的药，这次症状确实消失了。于是家庭医生说：“既然好了，那就没事儿了，胃镜也不用做了，你的问题估计就是反流性食管炎导致的。”于是我就这样吃了一个月的药，治好了一个到最后也没被确诊的症状。这家庭医生的“抠门”真是让我叹为观止。

不过我转念一想，到底是谁抠门呢？我之所以觉得家庭医生抠门的很大原因是我投了保险，所以无论他给我开哪些检查，我都不用付钱。但如果这些检查都要我自费的话，面对几千元人民币的检查费，我会比荷兰人还抠门呢！说不定我会想：毕竟只有一个症状嘛，而且吃了药还好了，为什么费心思花大钱去折腾呢？

这种想法其实就是很多国内自费患者的想法，如果什么都得自掏腰包，那么对于过度检查和过度医疗自然会有切肤之痛。但仔细想想的话，其实在检查没发现大问题的时候，大家才会抱怨“过度”。而食道癌的常见症状也包括食道异物感，万一患者刚去医院就被要求做胃镜，结果发现了早期病变，那他肯定对医生的及时诊断心怀感激，可能还会夸医生扁鹊再世。很多时候，医疗操作是否“过度”是很难判定的。一个地区的经济水平、发病特点、医疗体制都可能影响这个地区的具体医疗规范，但是又不能没有规范，那怎么办呢？

在荷兰，医疗保险公司在其中起到了很大作用。因为荷兰公民的医疗费用主要由商业保险覆盖，所以不难想象付钱的保险公司会想尽办法避免那些不必要的检查和过度的治疗，以节省开支。一个曾在美国工作过的荷兰医生跟我说，他在美国比较好的医院的最大体会就是病人经常要做各种检查，恨不能所有的病情变化都要被追根问底查个清楚。这在荷兰是不可想象的，因为荷兰的国民基本医疗保险是覆盖全民的，因此保险公司不可能允许医生那样看病。因此，商业保险会制定相应的保险条款以尽量减少不必要的医疗开支。医生们照章行事，自然就很“抠门”了。

大家可能会担心，如果由一心想挣钱的商人来制定保险条款的话，他们岂不是最希望病人什么检查都不做才最开心、最挣钱？事实可没那么简单。除了政府监管不说，在很多情况下，商业保险公司也希望能帮助患者尽早发现、尽早治好疾病。这要比将疾病拖到晚期再去治疗更省钱。其实保险公司最希望看到投保人既长命又健康，这样他们就可以坐收保费，稳赚不赔了。

荷兰有很多保险公司向医学科研机构提供经费支持，用来研究如何既提高疾病的诊疗水平又省钱。这一石二鸟的心态足以反映他们“抠门”的本性了，但这或许也是现实社会中解决医疗问题的办法之一。

不建医院

先来一个标题党：荷兰卫生部前部长建议议会不要修建急救车停靠点！这个标题肯定会令不少人侧目：哎呀，你看荷兰人真是太抠门了，置人民的生命于不顾啊！

当然，这并不是故事的全部。那完整的故事是怎样的呢？事实上，荷兰有相对严格的要求——急救车接警后必须在规定时间内抵达现场并对病患进行救治。对于荷兰这个人少路平不堵车的国家来说，这实在算不得什么难事。荷兰绝大部分地区都能够实现这个要求，但还是有些相对偏远的小村庄难以实现。虽然出入村庄的路平坦畅通，但居民所住之处大多离急救车停靠点比较远，开进开出都会耽误时间，即使只晚几分钟。

于是问题就来了，因为迟到几分钟而达不到国家要求怎么办？当时有人提出了一个直截了当的补救措施：增加急救车停靠中心的数量，在那些偏远地区也建立救护中心。这个方案确实能够解决问题，但抠门的荷兰人一算，太不划算了。为了节约这几分钟时间，给全荷兰所有偏远地区建立急救车停靠站要花上千万甚至上亿欧元，这是一笔巨大的甚至无法承担的投入。毕竟偏远的村庄居民数量本就不多，可能花巨资建立了停靠站，最后一个星期就接一两个急救电话，太浪费医疗资源了。

或许有人会说：人命关天，怎么能把偏远地区的人命置之不理呢？荷兰人并没有不理。他们经过一系列调查研究发现，与建救护站相比，有一个更加有效并且节约的方式，那就是花更多的时间和精力去普及急救知识，让当地居民具备更多急救技能，比如学会正确的心肺复苏术，能够在医务人员抵达之前给病患基本的照顾，让病患更加及时地获得至关重要的救助。这样的方式远比买急救车、建停靠站更省钱，而它的效果也非常令人震惊。急救知识的普及使得更多荷兰人的生命得到挽救。对于偏远地区而言，同样额度的财政拨款，急救知识普及的效果要比建急救中心好得多！用荷兰人的话说：每一欧元能够拯救的人命更多了！

所以，故事的完整版本是“荷兰卫生部前部长建议：相比一味花巨资在偏远地区建立急救车停靠站，政府应当更加注重民众急救知识如心肺复苏术的普及，这能够在财政支出相等的情况下拯救更多人的生命”。

听了完整版，你是不是对荷兰人的“抠门”有了新的认识呢？这个故事是我从荷兰鹿特丹医学中心麻醉科大夫口中听到的。这让我想起了曾经在微博上看到有不少人当街晕倒或是心脏骤停的事情发生，那些事件中的围观群众大多只会一边掐人中，一边等着医护人员前来。说实话，如果普通大众只会掐人中的话，建再多的医院还是会有很多病人的病情被一些非正规救助方式耽误。

不过还好，通过微博上急救医生贾大成等众多医学大V的宣传推广，以及很多线下的知识普及活动，目前总算看到越来越多的人能为被急救者实施正确的救护方式了。身边有一个懂急救的人，可能要比10公里外的大医院更值得信赖，万一碰上堵车更是如此。咱们中国人也得学会算这笔账。

“多快好省”在荷兰

“多快好省”四个字大家都很熟悉，但不知道大家是否注意到，这几个字的排列顺序也可以反映出它们的轻重缓急程度。在荷兰的学习和生活中，我慢慢注意到，尽管“多快好省”这几种方式也受到青睐，但它们的排列顺序却和国内有所不同。

先说“省”。每个荷兰人都必须购买商业医疗保险才能看病。保险公司靠大家支付的保险费和支出的医疗费用之间的差额存活，因此不难想象它们一定会想尽办法省钱。这些保险公司会通过赞助医学研究来寻求如何在不降低疗效的前提下减少医疗支出，或是如何通过改善患者的预后使他们继续为社会创造更多价值。当然，保险公司所期望的最好结果就是“既要马儿跑又要马儿少吃草”——既要减少开销，又要提高疗效。

在实际临床工作中，我们也能够看到这些研究带来的改变。例如我在荷兰抽血化验时，护士扎针前都没给我用酒精消毒皮肤。当时我吓了一跳，不过护士解释说，有人做过研究，发现用酒精消毒与否对血液检查结果并没有很大影响，所以她们就不用了。另外一个例子是在肠道缝合时，很多荷兰外科大夫都使用单层缝合方式，但国内教科书上讲的是双层缝合。我问荷兰人原因，答案还是因为两者效果类似，而单层缝合要省下不少时间，能省就省了。

接下来说“好”。上面的例子可能会让大家觉得：难道这些金发碧眼的西方人都不顾人民死活，只管省钱吗？不是的。尽管荷兰人省得令人发指，但他们追求精益求精的态度也让人难以想象。

通过学术交流，我总能感受到在外科领域中，美国人大多喜欢新药、新器材，而欧洲人却擅长改善手术方式，提高疗效。一个讲究开拓创新，另一个则擅长精益求精。在我能接触到的领域中，很多研究小组不仅关注如何治好病，还在探索如何提高患者治疗后的生存质量。我们研究小组的一个研究课题就是如何优化手术伤口吻合时的针间距，从而促进伤口愈合并改善患者生活质量。很多和肠癌有关的研究也开始更多关注患者术后的日常生活、社交生活甚至性生活质量。

在欧洲大多数国家谈“多”这件事情难免有些强人所难，毕竟人口有限，这里医院的手术数量和国内同等规模的医院相比，简直不值一提。一般在荷兰说起数字，我的反应都是：“哇，这么少！”印象中唯一一次让我感叹“哇，这么多”的数字，是在医院进行减肥手术的病人数量。

其实，医疗最完美的情况是同时实现“多快好省”这四个方面。目前西方不少胃肠道外科术后都会选择“术后快速通道”。所谓快速通道就是指通过医学手段的干预，尽快帮助患者在术后恢复胃肠道功能并尽早出院。目前，通过大量的研究和实践经验的积累，有一些病人在胃肠道手术之后四五天就能出院了。这不但省下了一大笔医疗费用，患者的康复也更为迅速，而且由于周转快，医院也能收治更多病人。不过这样的美事毕竟占比较少，很多情况下，我们只能因地制宜地做出选择。或许大家读了这段之后会觉得荷兰的“省”和“好”很不错，但其实他们有时也会因为追求“好”或“省”而牺牲了大量的时间和精力。当然，荷兰人究竟对多快好省有怎样的偏好我无法下定论，也许只是我管中窥豹罢了。

荷兰医保的另一面

这本书的内容是比较生活化的，我通过自己的体验和观察来描述荷兰的医疗。但在这篇文章中，我想给大家介绍一些未必“好吃”但很有用的干货。

美国医改带来一系列让奥巴马和国会头痛不已的问题，政府中有人建议以荷兰为榜样，学习其保险改革方案，让私营保险公司更多地参与医疗保险以减轻政府负担。但《新英格兰医学杂志》曾刊文指出，荷兰的保险政策并非像众人想象的那么完美。

支持者认为该项政策可以消减卫生保健的开支，给民众更多的选择，还能进一步提高医疗服务的质量、保护公民利益。但反对者也列出“荷兰模式”已经出现的四大问题并指出：在这样的体系下，竞争带来的现实结果可能并非像支持者描述的那么完美。

第一，荷兰采用的所谓私营保险公司的竞争模式并未缩减卫生保健的开销。2006年以来，荷兰卫生保健支出一直保持以每年5%的比例增长；与此同时，荷兰家庭的平均医疗保险支出在这些年里增长了41%；2010年，荷兰卫生及福利开支竟然占到GDP的14.8%。除此之外，改革后，激烈的竞争还极大地增加了管理成本。

第二，荷兰人民在改革之后并未受到更多的保护。有数据显示，越来越多的荷兰人无法及时支付其医疗保险费用。因此从法律上来说，保险公司完全可以合法地终止这些人的保险赔付服务。当然，荷兰政府并不忍心看到人民遭受这样的“苦痛”，因此一方面采用行政手段“建议”保险公司不要擅自终止保险合同，另一方面也利用其他公共资金为这部分民众垫付医疗保险费。

第三，荷兰人并没有因为保险改革而真正拥有更多自由选择的机会。数据显示，2007年起，每年只有约4%的民众更换保险计划。随着竞争所导致的兼并与淘汰，目前荷兰医疗保险市场份额的90%被四大保险集团占据，民众所谓的“充分的选择自由”并没有太大的实际意义。

第四，尽管支持者声称竞争可以带来市场自由，但荷兰医疗保险系统的运行依旧十分依赖政府调控。政府所惯用的那些调控手段依旧被不断使用，比如政府通过限制价格等旧调控手段控制专家收费和病人开支，从而处理改革后遇到的新问题，所谓保险机制改革难免有“换汤不换药”的嫌疑。

荷兰政府有着很美好的愿望，他们希望自己国家的民众直接支付的医疗费用能够降至10%以下（其余全由保险覆盖），但事实上，保险公司为了实现如此梦想亦不得不提高相关的保险预付费用。为了更好地保证民众的医疗福利，荷兰卫生部与健康保险公司进行了无数次协商。

因此，单纯的“竞争”恐怕不是解决问题的灵丹妙药。在世界上任何一个民众支付比例较美国更低的医疗体系（如加拿大、日本及欧洲一些国家的）中，政府的行政调控都是有力的杠杆，通过控制收费、协调支出、监管过度检查、限制滥用药物等多种手段，公民才能真正享受低价而全面的医疗福利。

都是中国的问题？

有了前文的基础，我想可以试着说说有关于“中国特色”的问题了。我们时常能够看到人们指出各式各样的问题，并将之冠以“中国特色”的头衔，但这些问题究竟“只”在中国有，还是“也”在中国有呢？当与身边的荷兰同事讨论起荷兰医疗目前遇到的困境时，发现他们遇到的问题同我们如此类似。

先说说医生的收入。在荷兰，医生的收入形式主要有两种。一种是工资制，这种形式大家都熟悉，说白了就是无论做多少，总是拿固定的工资。同事说，荷兰人总是抱怨那些拿工资的大夫太懒了，每天只工作八小时，跟其他国家的医生没法比。可是换个思路想想，如果工作到废寝忘食和按时上下班在劳动收入上毫无区别的话，确实很难让医生们去加班。还有一种形式截然相反。这种形式类似合伙人制，说白了就是承包，几个外科大夫合伙向医院租床位，自己干活，自负盈亏。与外科培训生不同，荷兰法律对正式外科大夫的工作时长限制较少，因此他们就能拼命干活、拼命挣钱。这些大夫的收入确实很高，于是政府又有些微词：你们挣钱太多了，得进行收入制度改革，要不以后你们也拿工资吧。医生们也不乐意：如果拿工资的话，那我们每天也固定工作时间，不加班了。这就导致了另一种情况的出现，这些医生减少了工作时间，导致对外科医生的需求增加，因此医院和国家就需要招收更多医生并支付更多工资。因此，他们掐指一算，似乎又是赔本的买卖。显然，这种买卖就没人干了。因此，目前这两种收入形式在荷兰都存在，不能说取得完美的平衡，却使得政府、医院和医生都没有受到过多的负面影响。

另一个例子是有关于检查的。现代医学对于检查的依赖已经众所周知，但是这些检查有一个大问题，那就是很费钱。由于医疗费用非常昂贵，因此保险公司一定会想办法降低医疗支出。他们采取的办法对我们来说也非常熟悉，最简单的就是给每种病设定相应的保险额度，无论医院采用了多少检查、药物，保险公司永远只给医院一定数额的钱，多不必退，少也不补。可想而知，大多数是“少也不补”的情况。因此，医生就不得不通过减少检查进行诊疗。这样的情况对保险公司是否有好处呢？很难讲。实际上，及时的诊断和开展治疗对于疾病预后起着至关重要的作用，如果因为诊断的延误造成治疗不及时甚至治疗不恰当，那么引起的后果以及造成的医疗开支可能远大于那些省下的费用。

第二个办法是对保险范围进行更为严格的限定。对于一些原本包含在保险中的疾病或手术操作给出更明确的规定。这样保费没少，但保险范围却减少了。

除了这些问题，例如大医院应该走综合医院还是专科医院的道路、外科大夫应该是大外科医生还是专科医生等一系列争论，在国内也已经持续了很多年。其实，我们不必太担心只有中国才有这么多问题，世界上很多国家，甚至是发达国家，也存在各种各样的问题。遇到问题，想办法解决就好了。

制度与成本

制度与好人

因为经常乘坐飞机，我遇上过几次机上急救的情况。最近的一次是在航班途中我突然听到机上广播说有病人需要帮助，需要找大夫，于是就自告奋勇出手相救。初步了解情况之后，我开始给患者测量心率、呼吸、体温和血压。前三项都没有太大问题，但在准备测量血压时，却被告知血压计在急救包里，需要出示医师证明才能打开。空乘面有难色地解释说："这是公司的规定。"我当时很惊讶，谁休假时还随身带着医生工作证件出门啊？于是我跟空乘进行交涉："血压和心率、呼吸一样，是最基本的生命体征，对于急救而言至关重要。如果患者情况发生变化，无论我有没有带工作证，你们必须打开急救包。"空乘人员对我的说法还是很支持的。他们同意如果患者情况稍有恶化就立即打开急救包。幸运的是，乘客在初步处理之后就很快好转，最后连急救车和轮椅都没用就自己下飞机了。当然，我还是要求他下飞机后尽快去医院检查。

其实我和病人都得感谢运气，这次病人的病情简单，如果遇到了重病人并且空乘人员严格按规矩办事，那么在该航空公司的规定下，就可能因为我没有随身携带医师证明而耽搁救助，说不定又会出新的“某某门”事件。还有一种假设，如果在该航空公司的航班上，空乘人员违反规定打开了急救包，但病人最终还是出现了不好的结果，那么空乘人员很可能会因为违反规定而受到惩罚，而我也可能因为在未能证明自己是医生的情况下进行施救而受牵连。这么看来，如果单纯从理性的角度分析，在该航空公司的规定下，我最好的选择其实是不出手相救——因为飞机上没人知道我是大夫，我也无法在飞机上证明我在临床工作，不出手肯定没有错。因为，一旦出手相救，万一出了问题，反而会受到很多影响。

因为规定把责任划分得非常细致，你要是在规则范围内办事，一切都可以，只要跨出规定范围一步，事情的一切结果都要由行为个人来承担。这样的行为方式很难评价好坏，有规则至少让每个人都知道该怎么做，但这势必会招致大家的批评：规定完全不人性化，遇到特殊情况应当特殊处理。

可是，我们遇到特殊问题只能靠人性化和特殊处理来解决吗？未必。一些西方国家解决上述特殊问题的办法是法律。

很多西方国家都有一部叫作《无偿施救者保护法》的法律，也被称作《好撒玛利亚人法》。这部法律规定，对于陌生人对受伤者进行紧急医疗抢救中出现的失误，一般给予责任上的赦免，对于造成的伤害不需要负法律责任。虽然各国在法律规定的细节上有所不同，但总体而言，这样的法律规定能够很好地鼓励施救人在遇到陌生人需要救助时伸出援手，而不用担心造成损害后的责任。因为一旦出现了相应的责任纠纷，会由法律的制定者——国家来帮你承担。说到这里，大家再想想经常在新闻中看到面对各种遇到困难甚至危难的人们，路人多在旁观却无人伸出援手的事件，或许并非因为人心冷漠吧。

上述事件中愿意承诺在特殊情况下违反规定的空乘人员的勇气实在让人敬佩，但这种敬佩背后隐藏着一些不确定因素：他们个人需要去承担规则之外可能存在的责任。我们也不能奢求每个人都有这份勇气。

其实在这次救助之前，我在一次国际航班上也救助过一个类似的病人。那个航空公司的空乘人员并没有要求我出示医师证明，只是登记了我的联系方式和工作单位。这样的人情味或许也因为有着相关法律的坚实后盾吧。

最强禁烟令

2015年儿童节，北京市政府送给孩子们一份大礼：从此以后，北京开始执行最强禁烟令。这使北京在禁烟方面和欧洲许多国家接轨了。

记得我刚到荷兰的时候，有一个很强烈的感觉：这个医学院怎么吸烟区这么多啊？医院大门口外右侧、小门旁边、停车场旁边、儿科医院下楼梯处、急诊门口……每次出入学校都能看到一些烟民在那里吞云吐雾。我心想，这个国家的烟民也太幸福了，在医院里就有那么多的专属区域，在其他场所肯定有更多可以吸烟的地方。我一度认为荷兰是烟民的天堂，因为不少酒吧、餐馆门口常常聚集很多人一起抽烟。没过多久我就发现，情况完全不是如此，荷兰的烟民实在是很痛苦，因为他们抽烟的地方实在太少了。室内公共场所是肯定不能抽烟的，整个医院除了那几个吸烟区，没有任何地方允许吸烟。像楼梯间过道、厕所等一些国内常见的烟民出没处，在荷兰也是严禁吸烟的。即便像餐厅、酒吧这些我们国人所熟悉的烟酒场所，也不允许抽烟。那么哪里可以抽烟呢？室外——这就是为什么很多餐厅和酒吧门口会有人聚众吸烟的原因。

其实把吸烟区设在建筑物出口附近已经算人道了。英国人比荷兰人更绝，他们甚至规定在整个校园范围内都不允许抽烟。于是对于那些在巨大的大学校园内工作的烟民而言，想要抽口烟简直是需要写到日程里的艰巨任务。抽烟来回路上就得花半小时，万一碰上刮风下雨，时间更长，甚至可能刚抽完烟回到办公室坐下，新一轮的烟瘾就上来了……很多人也因此干脆把烟戒了。

当然，也不是欧洲每个国家都能把禁烟做得如此彻底。我曾经去瑞士访问的时候就看到在瑞士火车站的站台上有不少人吸烟，即便站台上面有顶棚，他们也不管不顾。而这在另外一些欧洲国家是会被严格罚款的。

我的一个荷兰学生曾经跟我说，她的一个烟友在中国交流访问的时候兴奋地打电话对她说：“中国真是太好了！哪里都可以抽烟！餐厅可以抽！甚至电梯里都有人抽烟！”而这位荷兰烟民来访的中国城市正是上海。我费了不少口舌跟我的学生解释在中国的电梯里抽烟是极少数现象，千万别信以为真地认为中国哪里都能抽烟。因此，我对于北京从2015年开始实施的最严禁烟令还是相当喜闻乐见的！不管怎么说，我们的禁烟法令已经达到了西方的水平。

肯定会有人反驳说：禁烟令严重损害了烟民的个人权利！学西方就一定对吗？当然不是。中国禁烟是否向别人看齐绝不是禁烟的目的，也不是用来判断禁烟是否正确的理由或依据。网络上也有法律人士给出了法学上的详细解释——为什么即便损害了部分烟民的利益，禁烟还是全世界大多数国家所选择实施的重要政策。

选择这个话题只是想告诉大家，其实我们在禁烟的路上并不孤单。另外，无论上海或北京关于禁烟的法律法规制定到如何严苛的程度，更重要的还是我们如何去实施和监督。

制度成本与禁烟

逻辑思维一直是我非常喜欢的一个自媒体，公众号我也经常关注，因为里面有很多思维方式确实让人耳目一新。不过，曾经有一期公众号推送对北京的禁烟令提出了不同意见，理由是这样做的制度成本很高。

制度成本高真的能够成为反对某一件事的充分理由吗？法律上的争辩我们留给专业人士来阐述，这里还是来举荷兰的例子，看看他们怎么处理类似的问题。

垃圾分类是我们生活中几乎每天都需要处理的问题。但大家也都有体会，国内除了废旧物品回收之外，对垃圾分类回收做得并不到位。这两年很多政策要求更加严格了，但实际来看也只是各个小区多了几种颜色的垃圾桶而已，垃圾分类并没有实际的改观。

到荷兰之后，我原以为荷兰人在这方面会比我们好很多，到最后却发现他们的垃圾分类全靠自觉。荷兰的垃圾的确有分类，例如纸张、玻璃都有专门的垃圾桶，但他们还有一个很奇葩的类别叫作其他垃圾。至于什么是其他垃圾，全靠你自己理解了。例如你把厨余垃圾扔进去，可以；把塑料、纸张、玻璃瓶扔进去，也可以。没人会管你到底往里面扔了什么东西，只要你确保扔进了垃圾桶，没有留在外面就可以。于是各种奇葩的现象发生了，我在荷兰看到有不少人往“其他垃圾”的垃圾桶里扔各种奇怪的东西：木头、沙发、电视机甚至圣诞树。这些或许都没什么，因为它们毕竟很难被分类。但更多的情况是，如果家附近没有分类回收垃圾桶而只有一个“其他垃圾”的垃圾桶，一些荷兰人就会把什么垃圾都往里面扔。

这种情况在西欧大陆几乎是荷兰独有的，相邻的比利时和德国的垃圾分类都非常严苛。我在比利时朋友家做客的时候，就看他做菜时把厨余垃圾扔到一个特殊的臭不可闻的垃圾桶里，而如果一个包装盒拆开来，则需要把塑料壳放在一个袋子里，把包装纸放在另一个袋子里，易拉罐还得单独存放……事无巨细。

我曾经问过荷兰人：为什么其他国家都认真做垃圾分类，你们荷兰人这么随意？他们的回答特别简单：因为荷兰人算过，严格按要求分类的制度成本太高，而且一旦有人分错类，所造成的人员、时间等方面的浪费更多，因此还不如让大家都把垃圾扔在一起，运到分类中心再重新分。一开始我是接受这个理由的，因为这本账似乎是很明显的：如果分错类更浪费，而且教会大众怎么分又很难，那么还不如一股脑儿扔了，再让专业的人和机器来识别和分类。荷兰人这么做也是挺实在的。但我后来跟一个瑞典朋友交流的时候，他却说这样做未必是精明实在的，因为这本账还有另一个算法：虽然短期来看，要求所有人正确分类的成本很高，不如直接扔再集中分类，可是一旦能够真正花时间精力把大众的垃圾分类水平提高到一定程度，在长远来看，垃圾分类所带来的益处以及对成本的节省显然远远大于随便乱扔垃圾而不进行初步处理。

醍醐灌顶！实际上，我们计算所谓制度成本的时候不是简单计算出眼前的利益就能判断出高低的。即便要算账，也得把眼光放得远一些，看看在更长的时期内这一制度成本到底是否更合理、更符合实际。

当然，尽管我个人不同意制度成本高可以成为反对禁烟的理由，但不得不说逻辑思维的确向我们，特别是向政策制定者提出了一个很中肯的忠告：一项政策的制定与实施不仅在于政策本身的好坏，更要注意如何将之付诸实践。垃圾分类或许已经让我们吸取不少经验教训，希望禁烟不会重蹈覆辙。

PART 4

第四部分：传承

在欧洲学外科，感受最深的是传承。

匠人精神

要说欧洲人真正让我佩服的，并不是他们的手术做得多快多好，而是很多欧洲外科大师身上的“匠人”精神。

很多人都对欧洲的匠人精神有很强烈的画面感：灰暗的月光洒在狭窄的石板路上，昏黄的灯光从玻璃窗里透出，屋里的工匠正在放大镜下雕琢他的作品。虽然这样的画面和今天的现实情况有所不同，但却有一个共同的特点，那就是“雕琢”。我认识的一个外科匠人就说过，他要做到的是把手术做好，把原发病治好，确保患者不会因为手术而受到二次伤害，避免因为手术并发症降低了生活质量甚至丢了性命。

“雕琢”二字看似简单，我却用了四年时间方领悟了一些皮毛。首先请允许我夹带一些私活，看看我崇拜的前辈们是如何把大象放进冰箱的。

致那些把大象放进冰箱的人

把大象放进冰箱需要几步？听到这个问题，绝大多数人的第一反应可能不是答案，而是：这怎么可能？

倒退几百年，若要问外科大夫做一个胃大部切除术需要几步时，绝大多数人都会嗤之以鼻："那不可能！""那是人类医学的禁区！""谁要是敢挑战，那就是自找没趣。""病人一定会死的。"……人类的胃是不能通过手术切除的，千百年来人们都坚信这一点，所以胃溃疡这一现在看来并不可怕的疾病在当时如同瘟疫，一旦胃穿孔，就等于被宣判了死刑。胃癌也是如此，当时人们没有任何办法阻止疾病的进展，甚至大多数人坚信人类永远不可能通过手术把病灶切掉。

1602年（明朝），意大利传教士利玛窦来到中国，第二年，荷兰在东亚成立了东印度公司。而这些为了信仰或利益远赴东方的洋人肯定不会知道，在他们的故乡，已经有人打起了胃部手术的主意。

一个专业的马戏团飞刀演员的不专业表演使得飞刀正中目标——这个目标不是他们预想的苹果，而是演员的胃。在当时的技术条件下，手术成功的概率比普通人蒙着眼扔飞刀射中目标的概率高不到哪儿去，毕竟对手术大夫Florian Mathies而言，开刀是他的兼职工作——他在布拉格只是个理发师。既然什么都不做的话病人一定会死，他就抱着一丝希望尝试了一下。于是，目前发现的最早被记录下来的成功的人类胃部手术（注意，是“成功”的胃部手术）就这么发生了。有了这个先例，人们似乎对胃部外伤手术有了信心和经验，无论刀子是插进去、飞进去还是吞进去的，总有人敢尝试通过手术来挽救病人的生命。不过，“拔刀相助”是一回事儿，开刀治病又是另外一回事儿。做胃大部切除手术对医生和患者而言仍然是个不可能实现的任务。

大象在房间里，却进不了冰箱

医生们一直在失败。19世纪中叶，斯特拉斯堡的Charles Sedillot教授44次试图通过手术切除患者的胃部，换来的是44次失败。即便是在接近百分之百失败率的情况下，医生还是在失败之路上坚持勇往直前。在接下来的长时间里，医生和患者一直这样坚持不懈地尝试着，并且记录着这些失败。那个时代的任何一个人可能都会想：别开玩笑了，还有什么好尝试的呢？已经这么明显了，这是百分之百会失败的。

第一步，打开冰箱；第二步，把大象放进冰箱；第三步，

关上冰箱门

1881年1月29日，Theodor Billroth教授在他维也纳的诊所里完成了世界上第一例成功的胃部分切除术。患者是名叫Therese Heller的44岁女胃癌患者。或许只是意外？并非如此。数年来，为了最终实现胃的手术切除，他和助手们一直兢兢业业地在这条路上默默前行。在第一例成功手术的数年之前，他就曾经放出豪言：人类离手术切除胃已经不远了。这样的豪言壮语充分体现了Billroth的勇气、毅力和先见之明。但在当时，针对一项死亡率接近百分之百的手术而言，Billroth受到的嘲笑、诋毁与压力，又岂是我们能够想象的？他深知，如果这个手术由不够熟练的外科大夫来完成的话，仍然会是一项死亡率非常高的操作。他并没有一味地重复着之前的失败，而是进行了系统的解剖、生理以及技术上的研究，并在动物实验上一再验证了手术的可行性。对于那些质疑他的人，他反驳道："那些认为这个手术只是莽撞蛮干的意见实在不值一驳……对于那些有过动物手术经验，或是有过类似手术经验的外科大夫而言，他们不会质疑这项手术技术将会并且一定会实现。"

当我们把大象真正放进冰箱之后，一切似乎变得顺其自然了，谁也不会再质疑胃切除的可行性。虽然还是有人批评Billroth的鲁莽，但他和他的团队已经开始讨论未来要研究的内容了：胃手术切除的适应证和禁忌证。

教科书里写道："消化道重建手术始于1881年，Theodor Billroth在维也纳成功开展第一例Billroth-I式胃部分切除术。1883年，Courvoisier首次施行胃部分切除术及结肠后胃空肠吻合术。1884年，Rydygier对十二指肠球部溃疡施行了胃大部切除术及胃空肠吻合术，并对吻合技术进行了较大改进。至1885年，Billroth和Von Hacker成功施行了胃大部切除术，关闭胃和十二指肠残端，并在结肠前行胃空肠吻合术，即Billroth-II式，该术式后来发展成为治疗十二指肠溃疡的经典术式。"

当我们回忆过去，一切似乎顺理成章。但请别忘记，当初这些名字以及更多连名字都没有留下的人们把"大象"成功放进了冰箱。

匠心之"细"

之所以说一些外科大夫也是匠人，正是因为他们对待手术也有"雕琢"的耐心。在他们看来，手术不但要把病灶切干净，而且应该给患者带来尽量小的影响，使患者术后恢复得好、并发症少。并发症就像是艺术作品上的瑕疵，例如伤口长得难看之类的小瑕疵可能只影响患者术后的生活质量，但像吻合口瘘或者大出血这样的大瑕疵可能就是致命的了。而所谓“雕琢”，就是他们对消除这些瑕疵的孜孜不倦的态度。

很多针对瑕疵的改进都是极其细微的。很多欧洲的研究小组都在研究一件事情：手术切口缝合的时候应该缝得稀疏一些还是紧密一些。要知道这两种方式对病灶的切除都没有影响，而是希望能从中找到降低患者术后的切口疝发生率、提高患者生活质量的办法。很多这类研究的结果都发表在《柳叶刀》《新英格兰》等世界知名的医学杂志上。

这些正在研究的内容往往细致到让大家产生疑问：这么厉害的杂志怎么会发表这种细枝末节的研究结果呢？原因很简单，因为这些研究看起来尽管没有解决重大科学难题，但是却能影响到全世界的外科医生，更重要的是，全世界的患者都可能从这些小小的改变当中直接受益。

匠心之“恒”

比起美国人的速食精神，欧洲人似乎更擅长十年磨一剑。我在前文说过，胃外科手术的进步是几百年里前辈同行们不断努力的结果。我们研究小组最近在《柳叶刀》发表的几篇文章，每一篇都是五年以上的研究所得出的结果。

再举一个例子，荷兰有着名扬全球科学界的“鹿特丹研究”，这个研究科学上称为“前瞻性队列随访研究”，简单来说就是记录鹿特丹一个社区居民衣食住行和疾病情况并用来研究之间联系的一个大型研究项目。和一般针对病人的研究不同，鹿特丹研究所记录的是整个社区里每个居民的生活。除了常见的个人信息以及与疾病相关的检查结果之外，研究者们观察的细节可能小到让人难以理解，例如每个人的饮食习惯、运动习惯、睡眠习惯、社交习惯等。详尽记录这些琐碎信息的好处其实很容易想到，正如现在很多女生使用了记录月经周期的App之后，就能对自己的身体状态有更深入的了解一样。记录一个社区的居民的生活细节能够帮助医生了解很多疾病发病的过程，并且找到发病的原因和更好的治疗方式。

获得了观察记录对攻克人类疾病的巨大帮助之后，荷兰人觉得仅记录成年人的疾病不过瘾了，最近几年又展开了一项新的研究，把目光放到了孩子身上。这项研究从妈妈怀孕后的第一次检查开始，一直记录到孩子18岁，观察记录的信息比之前的研究更加细致，比如孩子听随身听的习惯。可以预见在不远的未来，和小朋友生长、健康相关的很多问题将得到解答。

很多时候，我们觉得生活中的很多小问题的答案是显而易见的，非也。其实，只有把所有数据放在一起进行分析，才能逐步发现其中的精妙，我们正处于这样的“大数据”时代。但必须强调，如果没有每一个个体记录，大数据时代和以往所有的时代并没有任何差异。那些琐碎的信息对于我们现代人来说并不是什么新鲜事儿，因为很多健康App就是用来记录这些信息的，但作为一个十几年前就已经开始的研究而言，我不得不佩服荷兰人的“先见之明”。这些记录可能在我们看来太过细致了，但却能解决很多人们从来没有机会解决的问题，例如听随身听是否会影响听力的发育等。

我们或许错过了医生和科研人员来记录一部分个体的时代，或许也没有专人给我们记录下一辈的成长的机会，但我们至少不应该错过这个时代——每个人都可以为自己记录的时代。

匠心之“执”

东方人学习一门手艺时往往习惯于“师傅怎么做，徒弟就怎么做，师傅说什么，徒弟都应当牢记”的方式。这一点日本人做得尤其好，甚至连每一个动作都一丝不苟地从师傅那里传承下来，毫无差池。因此我们习惯了“古法”练就的技艺，古法的茶艺、古法的厨艺等。但欧洲人似乎并没有这样的传统。医学的匠人精神是可以评价好坏的，评价的标准很简单，就是医学证据。

2014年冬天，我到德国慕尼黑参加欧洲结直肠大会，丹麦外科学大师劳勃格在大会上发言，跟大家开玩笑说：外科医生其实并不喜欢证据，因为没有证据的话他们就能想怎么做就怎么做了！此话一出，全场哄堂大笑。但谁都明白，这其中的苦涩也是只有外科医生自己最清楚。

外科最经典的医学证据包括：某种手术方式、对于病变组织的切除程度、患者术后康复的影响等。本次大会邀请了许多结直肠领域的大师报告了他们针对一些结直肠外科疾病的最新研究证据，主题是“当创新遇上传统”。这里面有些证据支持传统医疗技术，而有些证据则鼓励创新技术的应用。

没有证据时，留给医生的就只剩下“经验”了。可是经验往往是靠不住的，很多时候经验并不能让我们看到事实真相。外科大夫或许能够凭借经验知道手术是否成功，但人类记忆的局限使得我们很难了解到手术对患者疾病的长远进展有何影响。这次大会就有医生报告发现某种治疗方法虽然短期可以缓解病人症状，但长期来看可能会增加癌症复发的概率——台下哗然。

医生治病需要证据。因为有了证据，他们才能够了解很多无法依靠经验获取的事实真相，才能够给病人提供最有科学依据的医疗服务。这次大会报告中有几个讲演者提供了一些疑难话题的最新研究证据，提示医生们原来使用的常规治疗手段效果并不好，需要改进。但问题是由于证据水平不高，因此结论并不确凿。

这可把台下的听众急坏了，有人质疑说：这样的证据让人怎么相信？演讲者也很无奈："我们也没办法啊，这已经是目前能够找到的最好的证据了，我们把这些数据报告出来就是想启发大家一起找到更好的证据！"

不仅西方人着急要证据，我们中国人也需要证据，而且需要我们国人自己的证据。尽管人类对于疾病的认识和处理方式在很大程度上都可以共享，无论是荷兰人还是中国人，发现结直肠癌症都应该想办法尽早切除，但对于另外一些疾病，我们就未必能够套用西方人的研究结果。例如结直肠息室炎，西方人一般多见于左侧结直肠，但亚洲人却以右侧见多。这次大会时就有来自亚洲的医生问台上的演讲者对亚洲人的某种疾病的治疗有没有什么意见。台上医生的回答很无奈：很抱歉，没有。

那为什么没有证据呢？很简单，缺乏临床研究。

匠心之“艰”

我曾提到，我们的很多临床操作都缺乏足够的证据支持，原因之一就是缺乏临床研究，而很多疾病研究的背后来自中国病人的数据更是少得可怜。

尽管我国的科技论文发表数量已经超过美国成为世界第一了，但是不得不承认，在医学研究方面，我们中国人的数据相对而言还是比较少，很多情况下，医生只能靠外国病人的临床数据来开展中国的临床工作。

首先，本国临床数据少并不是中国特有。我和新加坡医生聊起这件事，发现即便在新加坡这样的发达国家想要在外科技术上做一些创新也是困难重重。也许是在中华文化的影响下，很多外科医生在治疗过程中都趋于保守，这种情况在亚洲还是普遍存在的，至少在结直肠外科是这样。另外，作为一名在西方开展外科研究的科研人员，我了解到，即便在荷兰这个临床研究堪称世界领先的国家，要想真正做好一项临床研究也是不简单的。

我在荷兰的时候就曾参与过一项特别简单的研究：让手术住院病人每天自己记录自己的感觉。结果还是有很多病人不愿意参加这样的研究，而对于那些参与研究并且记录了感受的病人，我也发现他们的记录并非尽善尽美。

简单的数据采集都这么难，大家不难想象那些重要的革命性数据的获得会有多么困难。在一次欧洲结直肠大会上，科学家们就报告了几个临床研究在欧洲被提前终止了，那些外科大夫们真的是扼腕叹息，因为这些研究的结果很可能彻底改变一些现行的外科治疗方式。但是没办法，对于这些现实情况，我们实在无可奈何：这些研究被提前终止的一个重要原因就是病人配合度太低或者根本找不到愿意参加实验的病人。

另外，真正愿意资助外科医生去雕琢手术技术的人也并不多。全世界大多数国家和地区都把很大的人力、物力、财力投入到癌症等医学难题方面，荷兰也是一样，然而到这些匠人手里的科研经费可谓捉襟见肘，尽管我常听到有医生抱怨，但能在自己热爱的事业上用心雕琢就足以让他们乐在其中了。

我在多篇文章中一再表达过我的观点：中国很多医疗问题，就目前来看可能并不如西方一些国家，但我们解决这些问题的方法很可能不是照搬照抄西方，而是会走一条“中国式”道路。

我每次在欧洲参加外科学的会议都会遇到很多匠人式的外科医生，他们的工作也能获得全世界同行的认可。很多著名医学杂志也都乐于发表他们那些看似简单、却能影响全世界外科操作方式的研究结果。

对于外科技术的改良或者说“雕琢”，都会有其相应的优势，但这些雕琢并不一味追求手术技术的尽善尽美，它们的前提都是患者能够从中受益。我清楚记得鹿特丹医学中心曾经通过临床研究发现，某种手术对于患者只有安慰剂作用，并没有实际效果。这个研究给我印象非常深刻，这个研究结果乍一看不是砸了外科医生的饭碗吗？手术都不用做了那医生岂不是要下岗？但如果从匠人的角度出发也就不难理解了：如果一件作品不需要人为加工，何必破坏它自然的美呢？

解剖教室

上面说了很多匠人精神，但总觉得还不够。

想想自己刚学解剖还是2006年的事情。关于解剖课，我印象最深的不是书本知识而是一次差点颠覆世界观的神奇经历。有次解剖考试，我在校外复习完后打车直奔考场。深冬路上积雪厚、车速慢、车窗水雾弥漫，看不清道路。不知道过了多久，终于到了解剖楼，我一头冲上楼进了考场，但整栋楼都没有开灯！我之前居然没有意识到！

当时一刹那我真的很害怕，赶紧去找电灯开关——按照恐怖电影的情节设定，我当时是绝对不可能找到的——这时楼下传来脚步声，我的世界观都快崩塌了，还好最后上楼来的是同学。他找到开关，光明降临，世界又美好了。

说远了。我曾经在荷兰加班做离体动物实验，通俗的说法是缝猪大肠。想来可惜，好几条肥肠就这么被糟蹋了。然而，当加班地点最后定在解剖教室时，我的食欲已经烟消云散了。

尸体就在你身边

记得在北大医学部学习的时候，解剖桌下方是一个铁质容器，整具尸体放在容器中，只有上课时才会升上来放到桌上。总体而言非常“和谐”。

第一次走进鹿特丹医学中心的解剖教室时，我被吓到了，这里的尸体直接摆在解剖桌上。小实验室大约八具尸体，挨个横排在解剖桌上，仅以白布遮掩，身形、头、肩、手、足的轮廓清晰可辨，和电影中的同类场景一样。

同事似乎对这样的场面司空见惯，我心中总是有些忐忑。以前一直认为影视作品中对于解剖教室的描写都过于夸张，现在看来，真就把尸体这样直接放在桌上！同事说，因为上课的时候如果有任何想法或者不明白的地方，可以立刻到旁边的尸体上予以验证。旁边大教室里一群学生围着实验桌正在上课，教室一侧躺着十具尸体。老师在台上讲解理论，台下学生几乎人手一个头颅骨架。课堂确实也不是一言堂，经常有学生插嘴提问。

除了少量的讲座，这里的解剖教学以“基于问题的学习”（Problem Based Learning, PBL）为主，课堂上直接提出实际临床问题，例如“老年女性咯血三周”。

遇到这样的问题你想问些什么病史？考虑什么原因？疾病的解剖基础是什么？学生们找到自己感兴趣的问题并展开分组讨论，之后进行课堂汇报。是不是有些美剧《豪斯医生》的感觉？

其实国内的医学生对此肯定也不陌生。国内不少医学院也已经开始尝试PBL教学，北大医学部更是将其渗透到整个医学教学过程中。学生不再是书本知识的复印机，长久的训练能够使学生发现问题、分析问题、解决问题的能力得到提升。这正是临床工作中最需要的，临床是解决实际问题的战场。

将死尸“变活”

荷兰的医学生在学校能获得的资源比国内更丰富！在学习解剖的时候，四个学生解剖一整具尸体，两个人就能分得尸体一侧；而在国内，十个学生解剖一具尸体就很不错了，条件比较一般的学校连这个水平都无法达到。

对于医生，尤其是外科大夫而言，解剖是最重要的基础。

即使手术再高精尖，也离不开血管的辨别、神经的判断、结构的检查。有的医生做过手术之后才恍然发现解剖课没认真学是个巨大的错误，而医学中心给了他们弥补错误的机会。鹿特丹医学中心的实验室主任亲自组织了“手术解剖小组”，允许任何医学生和医生免费参加。低年级医学生可以通过小组对解剖知识进行巩固，而当外科大夫再回过头来看解剖的时候，视角会很不同，正所谓温故而知新。

更让人羡慕的是，这里的技能实验室基本按照手术室的标准配备，七个手术台，每个都能直接进行腔镜手术！刚踏入医学殿堂的医学生就能在技能实验课中真正尝试“手术”的滋味，实在是太酷了！而且，技能实验室直接连着解剖教室，这样的设计在全世界都很少见。为何要如此？解剖技能实验室的主任自豪地对我说，这使得大家可以从解剖联想到临床，从某个角度来讲，这有“将死变活”的含义（听着好恐怖）。如果你在临床工作中遇到了问题，可以来解剖教室中寻找答案，如果尸体解剖给了你启发，那你立刻就能在隔壁的手术台上将这些启发付诸动物实验或者尸体手术。

有一次，我去解剖教室请教一个血管解剖的问题，正好那边的老师说人手不够，问我能否帮忙拆封一些快递。我心想，小事一桩！于是他带我到楼下进了冰窖，对，就是储存尸体的冰窖。然后我们就在那里拆美国寄来的快递。这些快递很大，乍一看跟金华火腿很像，用包装纸裹得严严实实。但随着一层层包装被揭开，我还是吃了一惊——都是来自美国的新鲜冻存的下肢标本，而且还有各种肤色的。

讲到这里，或许您也需要跟我当时一样，稳定一下情绪……

这些标本就是为第二天的解剖课准备的，因为需要进行相关手术演练，所以需要比较新鲜的标本，荷兰没有，他们就请人从美国快递了一批。我没想到他们还有这种路子，当然，标本一定是合法的。

我曾经参与过我的导师在尸体上进行的腹腔镜胃肠道手术演示。这种演示对年轻医生而言，有着比真人手术更难得的学习机会，因为这个“手术”可以随时停下来，学生哪里不懂就问哪里：血管看不清，就再解剖得清楚一点；肠管游离不够，就再多几厘米；甚至可以故意犯下错误——所有的目的都是为了不在病人身上犯错！

解剖教室解决不了的问题在酒吧解决

如果有什么问题在解剖桌上解决不了的话，那就去酒吧解决。

仔细回想在荷兰的时候，确实有不少美妙的想法和巨大的“脑洞”，不是在会议桌上而是在酒吧里被发现的。荷兰人喝酒跟中国的文化略有不同，你想喝多少都可以，没人管你。因此，酒总能成为创想的催化剂。

我们在酒吧里讨论什么呢？大多是无法从尸体上找到答案的问题，而是一些天马行空的想法。例如能否通过计算机模拟出血管的走行？如何发现神经在末梢的分布？如何改进尸体手术演示的逼真度？虽然并不是每个问题都能够得到解决，但这些讨论能让“死”气沉沉的解剖变得丰富多彩。

每年11月，解剖教研组都会占领某个酒吧举办解剖派对（这显然非常符合荷兰人“Party Animals”的风格），每人花5欧元入场费，这笔收入用于印刷学习资料。平时完成解剖教室内的学习之后，小组也经常会继续找个酒吧讨论学习成果。所以可想而知，小组每次活动都是晚上。

从鹿特丹医学中心的解剖教学来看，基于问题的学习、解剖联合技能操作、新型固定液应用、手术解剖小组等都具有非常明确的指向性：能够让学生将解剖学知识灵活运用于临床实践。

这样的解剖学，就在（临）床边。

手术见闻

我刚到荷兰的那段时间会被邀请参观外科手术，但是比起后来观摩、参与过的手术，还是最初印象和感受最为强烈。

并不环保的手术用具

外科手术给我最直观的第一印象，就是手术中用的一次性用品太多了！西方人讲求环保，但是手术室会充斥各种一次性用品：帽子、口罩、洗手刷、防水消毒纸质铺巾……除了剪刀、弯钳、直钳等常用金属手术器械是可以重复使用的，其他用品和工具基本上都是一次性的。我甚至怀疑这里的手术衣也是一次性的，因为衣服的材质绝非布料，但有个好处就是防水。

从这个角度而言，欧洲人如果说自己注重环保实在让人难以信服。一个手术下来就产生了很多一次性医疗垃圾。国内尽管也越来越多地使用一次性医疗用具，但很多情况下我们还是重复使用着一些医疗设备，每次用完之后消毒，下次继续使用。

我在国内医院实习的时候，每天都会打开很多换药包，换完药之后把弯盘、镊子、剪刀、铺巾等回收去消毒。这样的景象恐怕在荷兰是看不到的了。

淡定的手术

相比我观摩或者参与过的手术，荷兰的大夫做手术速度大多比较慢，这也许是多方面因素决定的。一方面，和医院手术病人较少有关。我第一次参观手术是在鹿特丹的一家小医院，外科大夫说他的手术日只安排一两台手术，整个医院的外科每天只有六七台手术。这和国内三甲医院的手术量比起来简直是九牛一毛。另一方面，也与他们对于解剖结构要求十分苛刻有关。在断血管前再三确认其他重要血管和神经的完整，以防误断。手术过程中，他们偶有几次停下来讨论了很久，因为说的是荷兰语，所以我也无从知晓讨论的内容。

实际上，国内绝大多数外科医生做手术时也是十分谨慎的。一些大夫对于解剖层次的辨别、重要脏器的保护绝不逊于荷兰的主刀医生。换句话说，很多国内外科大夫的技术并不逊色于国外同行。这在手术成功率、围手术期死亡率、患者远期存活率等数据上也能看得出来——国内大医院报道的相关数据和国外同行的数据并无显著差别。

但有一点让我颇感奇怪，尽管荷兰外科医生的手术操作比较细致，但是术野（编辑注：指手术时视力所及的范围）往往比较“红”，一般的渗血仅靠患者自身凝血机制来止血，偶尔用电刀烫一下，只有比较明显的出血才会处理。于是我很佩服在这种情况下还能认清解剖结构并不断向我提问的教授，有一次，为了扭转不停被提问的被动局面，我主动问教授：为什么荷兰医生做手术时都不止血呢？他回答：嗯，我们一般没有什么特别大的出血。好吧，他完全没有领会我提问的要点，他可能觉得我们国内的手术都在血泊中进行。

可能受到日韩等国家的影响，国内的术野其实要比荷兰的干净很多，外科大夫更愿意积极止血以减少术中出血，这会使得整个解剖结构更为清晰。单纯从数据上来看，其实亚洲国家术后并发症的发生率普遍低于西方国家。

循证思路推动技术发展

尽管我所在的鹿特丹医学中心已经是欧洲数一数二的医学中心了，但我并未看到那些荷兰外科大夫在“手上”有显著领先于国内同行之处，更没有看到哪个动作和操作只有欧洲人的手才能做到。反而是通过一些小细节才真正看出了中西方的不同。

我自己做的研究就是缝合方面的研究，所以对吻合自然非常关注。但是我在一台手术中发现，医生仅给小肠吻合了一层。于是我问外科大夫，您为何不做一层加固呢？他说：没有任何证据显示加固有益处，所以一层就足够了。

这个思路和我以前接触到的一些思路有些不同：为了保险起见，我们似乎更愿意做一些“至少没坏处”的事情，而这位大夫却认为，如果“没好处”的事情就不必做了。

这两种思路恐怕也很难说孰优孰劣。尽管越来越多的循证医学证据使目前的医疗越来越有理有据，但必须看到的是，一方面，手术操作的优劣和外科大夫的经验有很大关系；另一方面，循证医学证据也在发生着变化，旧观念被新观念淘汰，或者突然发现旧观念也许会更好……

面对科学，证据才是最有力的说明，这和新旧与否并无关系。而与此有关的一个有趣事实是，医学中心的一名外科大夫曾经找到我们研究小组，希望我们帮助他们进行相关问题的深入探索，因为他发现某些手术中的旧观念开始在新的手术条件下有了更优异的表现。

欧洲科研的传承

我来荷兰读博士，需要在外科学方面有所发现并且通过研究证明自己的观点，再发表一些文章才能顺利获得博士学位。而在荷兰读博士的体验，确实和在国内很不一样。

“自由”的科学研究

虽然荷兰一直以“自由”而闻名，但常看我专栏的读者应该知道，我对这种“自由”并不以为然，荷兰还是有很多条条框框的约束，所谓的自由其实也是比较规矩的。而我在博士毕业答辩后回忆起几年的外科学研究经历，最突出的印象居然是自由。

为什么说“自由”呢？因为这三年半的时间，我所做的研究都是自己想做的。当然，这并不是说天马行空地想做什么就做什么，而是导师给了我极大的自由和信任，让我在符合科学研究思路的前提下进行了很多自己的原创研究。

刚到荷兰的时候，我发现我所研究的疾病尚且缺乏合适的模型。我翻阅前人的研究发现，世界各地的研究人员之前并不是没有尝试寻找模型，只是都失败了，因此大家认为这个疾病找不到合适的模型。按照传统观念来看的话，这件事似乎已经是板上钉钉了。奈何我当时不知天高地厚，觉得或许只要稍微改动一些条件，模型就能成功。研究组的教授对我的想法表示质疑，因为这对于前人的研究实在太有颠覆性了，但他并没有直接说没戏，相反，他开始跟我发生各式各样的争辩，对我的想法不断地提出质疑。第一次经历这么疯狂的智力轰炸，我很快就败下阵来，对于导师提出的问题已经不能给出理由充分的回答了，原以为导师这时会说："你看，你的想法在科学上站不住脚，所以还是算了吧！"但他却说："你回去再查查文献，找到更多能支持你想法的证据之后我们再聊。"

我回去苦查文献、准备资料，第二周继续和他争论，这次导师仍然提出了很多我没能给出科学答案的问题。因此我继续查文献，准备下一次争论。就这样经历了几轮之后，终于在几个月之后的一次讨论中，导师拍案说道："好，我觉得你说的这些很有道理。我们开始进行这项研究吧！"

历尽千辛万苦，总算成功了！当时我的想法是：哎，导师要是早同意的话现在说不定我的实验都做完了。可到实验真正开始的时候，我才完全体会到这几个月的争辩所带来的改变。很多原本拿捏不定的细节，因为一次次争辩变得无比清晰，手术的步骤也在我们详细描述之后做起来有如神助。原本以为需要艰难摸索的研究因为这一次次的争辩，成了按部就班的验证性实验。

在荷兰读博士期间，我所有的研究都是这样争论出来的。导师从没跟我说过“这个想法不行”之类的话，而总是说“我有个问题，桥，你怎么看”。等我回答完导师的各式各样甚至是千奇百怪的问题之后，他就放手让我“自由翱翔”了。因此，在研究组的送别宴上，我谈及这三年多的感受，忍不住用了“自由”这个词。

神奇的是，当我完成博士毕业论著的写作之后，我猛然发现，我所完成的任务正是导师在我博士刚开始的时候布置给我的。尽管我还完成了很多计划外的研究，但导师通过一次次的争辩，居然把他部署的研究计划潜移默化地实施了，而我还用“自由”来形容这三年多的工作。现在回头想想，突然觉得导师下了一盘很大的棋。

我实在不知道这种“自由”到底是荷兰特色还是研究组的

风格，但荷兰肯定有与我们风格相去甚远的研究小组。说不定这两种“自由”之间真的有着千丝万缕的联系。

荷兰的繁文缛节

说完“自由”，我们再来说说“啰唆”。欧洲人，尤其荷兰人的按部就班是出了名的。来荷兰工作几年，我对其中的体会可以说别有一番滋味。我的工作是外科学研究，研究对象不是动物就是患者，而在荷兰，无论是开展动物研究还是临床研究，都不是一件简单的事情，用“繁文缛节”来形容其中的诸多步骤绝不为过。

拿动物研究来说，并不是每个人说要做实验就能马上开始的。首先，我们要获得进行动物实验的资格，因为用活着的动物做实验是违法行为。而获得这一资格的前提是学习一门动物实验课程并通过考试，学习内容是如何在实验过程中兼顾动物福利和实验的科学性，考试也绝非走形式，通过率并不高。考完之后，我们还要用几个月的时间申请全国认证，因此从申请资格到取得许可证一般需要半年到一年的时间。

即便我们拿到动物实验资格证，也不代表可以买动物做实验。每一项动物实验都要写申请书并提交动物伦理委员会审批。申请书的篇幅约二十页，其中除了解释自己的研究对科学和社会的意义，还要用很多笔墨阐明与动物福利有关的内容，比如为何一定要用动物而不能用其他方式代替的原因等。一轮审查就通过往往不太可能，因为伦理委员会总能找出各式各样的问题让研究人员解答。申请动物实验通常需要三四个月的时间。

申请动物实验如此，申请临床研究更甚，而且像我这种不会说荷兰语的研究人员连申请资格都没有。如果申请动物实验的周期是按月计算的话，那么申请临床研究就要按季度来算了。特别是一些创新性且没有文献支持的研究，可能需要花费一年甚至更长的时间来申请。

据我了解，绝大多数研究人员都对写研究申请感到“头大”，时常有人抱怨研究因为没通过审批而被不断延期。不过，绝大多数动物实验申请最终都能通过。如果按照实用主义的观点来看，既然大多数申请能通过，为何还要浪费这么多时间在“形式”上呢？

如此烦琐的申请过程必然会对研究以及论文发表产生影响，但仅从效率来考量的话，西方很多规章制度都不算高效。但除了效率，很多其他因素也非常重要，比如研究的科学性和安全性、资源的充分利用、动物福利的保证、患者的知情权，以及对可能存在的意外情况的周全考量等。

回头再看我当时申请的很多项目，就会发现审批的过程正是对研究的“再思考”。为了证明研究的科学性和安全性，申请人必须证明自己有足够的准备，并且有足够的科学知识和相关应急措施，以保证一旦发生意外也能够处理。严格的审核程序或许牺牲了效率，却能够避免很多类似“哎呀，当时要是早想到……”的情况。

值得一提的是，尽管审核过程十分严格，荷兰的研究审批制度也没有牺牲创新性。鹿特丹医学中心曾有一项研究，医生除了麻醉什么都没做，但病人以为自己做了某种手术。这项研究发现，那种手术的效果很大程度上只有安慰效应。这项颇具创新性且有着重要科学意义的临床研究在申请审查时的难度也可想而知，所以说，荷兰人对科学研究审核的拿捏确实有不少地方值得我们学习。

合作是最要紧的事

讲个笑话，从前有一天，内科大夫、精神科大夫、外科大夫和病理科大夫一同去打猎。一只鸭子飞起来，内科大夫举枪要射击，却想：这到底是一只鸭子还是一只鹅呢？一眨眼工夫，鸭子飞走了。不一会儿，又有一只鸭子飞了过来，精神科大夫举枪瞄准却又思量：我知道这肯定是鸭子，但它知道自己是一只鸭子吗？……稍有迟疑，鸭子又飞走了。这时候，一只看起来像鸭子的鸟飞了过来，外科大夫毫不迟疑举枪就射——砰！砰！砰！鸟被打了下来。外科大夫指着远处对病理科大夫说："去！把那玩意儿捡回来，看看到底是不是鸭子？"

我在荷兰从事外科研究，就像笑话里那个二话不说拔枪就射的外科大夫。而给我讲这个笑话的人，正是一位病理科大夫。

Lam是鹿特丹医学中心的病理科大夫。他是华裔荷兰人，长了一副中国人的面孔，却只能勉强听懂几句广东话。每次实验样本收集完毕之后，我就得约他一同去"打猎"，两个人坐在显微镜下研究病理切片，也就是"鸭子"。

很多外科疾病的治疗方式在病人眼中只是"开刀"两个字，但除了开刀，我们还有很多重要的事情要做。比如判断病灶的切除是否彻底？病灶的病变程度究竟如何？这些都需要靠病理检查来最终确认，因此外科大夫真的离不开病理科大夫。

之前，医学中心想把某个小医院的病理室合并进来。这样的变化会导致小医院手术的病理样本需要先被送到医学中心才能被分析检验，因此会耽搁十分钟出结果。尽管只是将"揭晓猎物种类”的时间延迟了十分钟，但小医院的“快枪手”可不答应。他们向医学中心争取了好久，以确保他们能够继续和病理科大夫开展亲密无间的合作。

目前，无论是临床还是科学研究，多学科合作已经是治疗的必要条件了，这在医学上被称为多学科联合诊治，用更流行的说法就是“跨界”。某一个病从每个学科的医生眼中所看到的都只是专业中的一小部分，正所谓“管中窥豹，可见一斑”。当这些人合作诊治的时候，就能够把各自的专业知识联结起来，从而获得最佳治疗方案。临床工作如此，科研当中也是一样。

刚来鹿特丹医学中心没多久，我就被派到代尔夫特理工大学和生物工程专业的人合作研究生物材料的力学性能。于是我们每天都在一个类似车间的实验室里搬弄螺栓、螺母、螺丝刀……在测量材料力学性能的超大器械上叮叮当当地摆弄着生物材料。之后，我们又开展了动物实验，除了常见的临床结果之外，我们还对其背后的“原因”十分感兴趣。因此，我们又把Lam请来一同在显微镜下讨论、分析样本切片所反映的不同疾病发展过程。

不同部门、专业之间的合作是一件十分美妙的事情。每个人所掌握的知识与技能是有限的，例如外科研究人员对外科相关临床疾病和动物模型的了解比较多，但其所进行的研究课题可能并非局限在“纯”外科的范围内，比如会涉及生物力学、免疫学、病理学、分子生物学乃至社会学等专业的知识。尽管我们也可以埋头苦干把自己打造成为豪斯医生一般的全能选手，但在很多时候，合作是更加事半功倍的办法。另外，非临床专业或部门对其研究对象的临床应用往往缺乏直观体验与了解。因此与临床科室合作就能够帮助他们避免沦陷在纯理论的泥淖中，从而更快地实现从理论向应用的转化。

与跨部门、跨专业的合作相比，同行之间的合作难度可能会更大一些。无论是说相声的还是搞科研的，同行之间的合作似乎会夹杂着竞争关系。但如果仔细比较以后还是不难发现，即便真是研究领域相同的人也能够找出彼此的不同，通过相互取长补短而实现双赢合作。

我们这个实验室就曾经把欧洲不少相同领域的专家请来一起研讨，讨论内容就两个字：合作。尽管研究对象非常类似，但大家还是发现了不同研究小组之间的太多不同之处。这简直和欧洲小国林立的感觉一样，大家在对定义、单位、方法、分析等各方面都有着不同的主张和习惯。因此，研讨会首先要实现的目标就是：车同轨，书同文，行同伦——统一度量衡（评价体系）。尽管这看上去根本不像合作，但实际上却是在项目合作之前所进行的最重要的准备工作：思想合作。毕竟不同研究小组在欧洲都算小有名气，而且各自的研究习惯已经形成，没有统一的“口径”，后续的合作也就无从谈起。

为了达成这一思想合作目标，几位教授绞尽脑汁，设计了一系列论证步骤，希望能够在半年内通过理论分析得出结论，并在小范围内统一评价体系。与此同时，一些项目合作也顺利地开展起来。一方有想法，另一方有方法，如果志向相投，那么项目合作自然不在话下。

当然，合作之后如何分享利益与成果也是让人伤脑筋的事情。荷兰人的习惯是摆明了放在桌面上，即在合作之前就达成初步共识，必要时还得签个备忘录。虽然这样的做法看起来不够“大气”，但是也基本避免了之后的纷争。

用同样的语言交流

我的荷兰工作伙伴的英文都很好，所以我没什么机会学习荷兰语。尽管大家在工作上用英文沟通完全没有障碍，但在生活上时常会沟通“不到位”。要想在荷兰真正无障碍交流，我恐怕还是得学习他们的语言——荷兰语。

最近实验室新来了一名同事，她就是来学另一门“语言”

的。她原是一名记者、作家，游历世界各地，写了很多与辅助医学（针灸、按摩等）相关的报道。尽管在她主流媒体上已经小有名气，但大多数荷兰医生对她的理论并不买账。一名神经科学教授教导她说："如果想说服其他医生和科学家，就必须做研究，设计科学实验来验证自己的理论。"于是她决定舍弃原本高薪的职业，开始她的博士研究生涯，研究音乐疗法对婴儿大脑发育的作用。她跟我们开玩笑说，尽管听起来都是荷兰语或英语，但科学家却似乎说着一门完全不同的"语言"。她原来写作时习惯使用"音乐能够进化灵魂"这类语句，不过这对科学家似乎完全行不通。对于他们而言，灵魂这东西压根不在他们的专业词典中，而且往往会被他们嗤之以鼻。"音乐能够安抚情绪"这样的表达也许稍好一些，但是情绪这个词依旧很主观并且难以捉摸。她说跟神经科学家合作时，如果说"音乐促进婴儿大脑发育"，他们才"听得懂"，因为大脑发育水平可以通过核磁共振来测量，同时意味着之前的假设能够通过科学的方法来验证。当然，最受医生和科学家欢迎的表达可能是"音乐能够通过影响表观遗传学机制改变DNA甲基化水平来促进神经元突触发育"之类的语言，这些晦涩难懂的话语对常人而言确实像另一门"语言"了，但却能让科学家们热血沸腾！

现代科学理论主要基于法国著名哲学家、数学家、物理学家笛卡儿的认识论和方法论体系，遵循他提出的普遍怀疑原则，强调并坚持理性演绎方法论。在论述一个问题时，科学家们往往趋向于将分析对象化为最简元素，并从最根本、可靠的原理出发，进行推理与演绎。“灵魂”“情绪”这种很难拿捏的观察对象，在普遍怀疑原则下是不可能被科学家轻易接受的，只有将大脑发育或分子这类可以被客观观察、检验的观察对象通过严格的推理演绎或科学实验加以验证，才能获得科学家的认同。

中西医之争始自清末，至今尚无结论，或许也不可能获得最后的定论。很显然，强调整体的中医理论和笛卡儿的方法论相去甚远。有人说两种医学的哲学基础不同，所谓的争论不过是鸡同鸭讲罢了。但如果能找到一门共同的语言，也许中西医之争会有非常广阔的交流空间。实际上很多中草药研究已经开始“讲洋文”了，研究人员通过分析并提取中药的有效成分进行对照实验，实验结果不仅中医专业人士听得懂，其他科学家也明白。而经络、针灸方面的研究尽管开展起来难度更大，但相关的临床研究也已经开展很多了，甚至荷兰的一些医院也有参与。

有观点认为，中药被抽丝剥茧到只剩下药物分子的话就不是中药，没有了阴阳五行、经络理论的中医不是真正的中医。

我个人愚见认为，认识世界的方法肯定不止一种（就像世界上有多种宗教、多种信仰一样），这些方法孰优孰劣恐怕也难分伯仲。方法、“语言”只是我们认识世界的媒介，并不改变观察对象（例如音乐疗法、中医）的客观真相，我们大可坦荡荡。

让别人听到自己的声音

柴静的纪录片《穹顶之下》曾引起国内的热烈讨论。舆论的声音从一片赞扬，到质疑，再到反思。关于该纪录片在科学上的讨论已经非常激烈并且深入了，我在这里想跟大家说点别的。

肌萎缩侧索硬化（也叫渐冻人）这种病在几年前除了医疗科研人员之外很少有人听说。这种病给人带来的痛苦难以承受，常人无法想象。而对大众而言，这一直是一种被忽视的疾病，患者的声音也从来没有被世人真正“听到”过。一场席卷全球的“冰桶挑战”让这种疾病变得家喻户晓，这场连美国总统都参与的挑战只是为了让大家淋一淋冰水顺便了解这种疾病吗？这场挑战筹措了一亿美元！这些善款将用于渐冻人的研究。对于无数患者及其家庭而言，这无疑是最大的福音。

一场挑战能让一种罕见病被全世界关注。可能有人会说，罕见病因为罕见当然不容易被人知道，但雾霾这样人人深“陷”其中的事情，怎么可能被忽视呢？可现实确实如此残酷，即便是癌症，也曾经历过无人聆听的命运。

回溯几十年前，人们对癌症的了解几乎为零。19世纪的人们还认为癌症——尤其是乳腺癌和子宫癌——是心理或行为因素导致的，得癌症是一件可耻的，甚至是淫秽下流的事情。直到1960年，医生们还在猜想，癌症或许是传染性的，而针对癌症的研究项目也屈指可数，投入的经费更是捉襟见肘。在这种孤立无援的境况下，美国人法伯和拉斯克通过媒体振臂高呼，呐喊出他们的声音。他们不仅成立了抗癌协会，团结力量游说政府促进立法，甚至在1969年12月9日的《华尔街邮报》刊登了一整版广告——尼克松先生，您能治愈癌症。这一切的结果如何呢？1971年，美国议会通过了《国家癌症法案》。针对癌症研究和控制，从管理和财政上都与其他可怕的疾病区别对待。

几十年过去了，对抗癌症这场旷日持久的战斗远没有结束。而化疗、放疗、靶向疗法等治疗手段的发现无不倚赖于社会的重视、政府的支持和大规模的研究资金的投入，从而使无数的癌症病人受益。在这场抗癌之战中，人类在短短几十年的时间里，把战局从之前的一味被动扭转到僵持阶段。而这一切都离不开法伯和拉斯克让公众听到他们代表癌症病人所发出的声音。

很多时候，想要改变的第一步，是让别人听到自己的声音。

（感谢Tanneya女士对本文的巨大帮助，本文部分内容选自《众病之王：癌症传》和《病患世界：一种现代病的出现》）

医学的传承

在荷兰读博士期间，我深切感受到欧洲人对科学的传承。传承不是守旧，不要以为几千年前的一部医学经典就能够解决人类所有的难题。

医学的进步在于“比试”

在荷兰，去大医院看病（特别是大学附属医院）的患者往往会被邀请参与某项临床研究。对荷兰人而言，去大医院看病被当作“小白鼠”是司空见惯的事情。

咦？不是说西方的医学很先进吗？怎么还把病人当小白鼠一样做实验呢？其实这话说反了，正因为荷兰等西方国家有着多种多样的临床研究，才使得西方的整体医学水平比我们高。

当市场上出现某种新药，如何判断它的药效是不是比原来的药更好？药厂自然会想尽一切办法说这个药好，患者光听他们的是不行的。我们中国有句古话：光说不练假把式。荷兰人做临床试验的目的就在于这个“练”字。新药是不是更好，唯一可靠的办法就是把它和原来的药拿到相同的病人群体中“比试比试”。同样，如果有人声称某种手术方式更好，那么光凭宣传或个人经验来判断，是不科学的，只有把这两种手术方式在病人群体当中“比试”之后，才能高下立判。

为什么要“练”要“比试”？因为光靠“说”或者“想”容易出很多错误，很多思维上认为顺其自然的事情往往和实际情况相差甚远。

倒退二三十年，主流医学界坚定地认为消化道癌症在术前是不能做化疗的。如果光是去“想”，其中的道理很容易理解：化疗药物副作用大，抑制细胞分裂生长，如果先用化疗药物再做手术，伤口自然长不好，因此手术肯定不安全，不能做！逻辑上严密的道理，偏偏有一群欧洲人不信，非要比试比试：化疗之后做手术到底会不会增加手术风险？结果却出人意料。从20世纪90年代开始，欧洲连续开展了几项里程碑式的研究，结果一再肯定“原来的想法不正确”——使用特定的化疗方案之后，不但没有增加手术风险，还能大大延长患者的生命！

“做临床研究的目的就是在今后能明确回答今天还不能回答的问题。”——我们医院的宣传栏里写着这么一句话。

新辅助放化疗方案配合手术治疗已经成了现代胃肠道癌症治疗的重要方式。但在几十年前，病人是否能够从中获益却是当时谁都无法回答的问题。事实上，只有通过临床研究，通过“比试”，我们才得到了答案。现在来看，从中受益的病人都应该感谢那些不听劝的欧洲人，否则，不计其数的患者都会因为我们顺其自然的思想而错过了更好的治疗方案。

或许有人会问，虽然临床研究能够发现一些新方法，但选择目前的常规治疗方式至少还是比较安全的吧？并不然。“比试”的另一个作用就是发现存在的问题。我的荷兰导师们甚至跟外科大夫们搞起了“窝里斗”，他们通过临床研究发现，对于某一类特殊疾病，开不开刀对于患者症状的缓解并没有影响。换句话说，很多之前的“常规”治疗，实际上可能都是无用功。

类似的例子不胜枚举。我在荷兰期间，身边的很多同事所从事的研究就是通过“比试”的方法发现“常规”医疗方式存在的问题。很多时候，研究结果一旦公布，整个医疗圈哗然，各国的医疗标准都会因此修改。

为什么“医疗标准”还能随随便便修改？难道它不应该像很多传统医学经典一样被供奉着，后人只能有阐释的权利，却不能修改一词一句吗？相信所有在医学里探索过的人都会很快发现，相比已知，我们未知的东西实在太多了。当患者问我们：医生，这是不是最好的疗法？我们只能用各式各样的限定词来掩盖现代医学的无知，例如：“从目前的证据来看，您目前的疗法确实已经是国内最好的了，但它可能还有不足……”

在现代医学里，我们实在找不到传世经典，只会“比试比试”。

证据，还是证据！

2014年的欧洲结直肠大会在慕尼黑举办，来自全欧洲乃至全世界的大约1500名结直肠外科医生齐聚慕尼黑，一起探讨结直肠外科学的最新进展。跟以往的很多次大会一样，这次大会讨论最多的关键词还是“证据”。

外科最经典的医学证据包括某种手术方式对于病变组织的切除程度、患者术后康复的影响等。那次大会邀请了许多结直肠领域的大家报告了他们针对一些结直肠外科疾病的最新研究证据，主题是“当创新遇上传统”。这里面有些证据支持传统医疗技术，而有些证据则鼓励创新技术的应用。

证据有那么重要吗？套用丹麦外科学大家劳勃格在大会上的一句玩笑：外科医生其实并不喜欢证据，因为没有证据的话他们就能想怎么做就怎么做了！此话一出，全场大笑，而其中的苦涩大家也都心知肚明。

没有证据时，留给医生的就只剩下“经验”。可经验往往是靠不住的，因为经验并不能让我们看到眼前的真相。外科大夫或许能够凭借经验知道手术是否成功，但人类记忆的局限很难使我们了解到手术对患者疾病的长远进展有何影响。那次大会就有医生报告发现某种治疗方法虽然在短期内可以缓解病人症状，但从长期来看可能会增加癌症复发的风险——台下哗然。

医生治病需要证据。因为有了证据，他们才能够了解很多无法依靠经验获取的事实真相，才能够给病人提供最有科学依据的医疗服务。这次大会报告中有几个演讲者提供了一些疑难话题的最新研究证据，以提示医生们原来使用的常规治疗手段的效果并不好，需要改进。但问题是，因为证据水平不高（之前我曾写过关于证据水平高低的文章），因此结论并不确凿。

这可把台下的听众给急坏了。观众中有人质疑说：“这样的证据让人怎么相信？”演讲者也很无奈：“我们也没办法，这已经是目前能够找到的最好的证据了，我们把这些数据报告出来就是想启发大家一起寻找更好的证据！”

不仅西方人着急要证据，其实我们中国人也需要证据，而且需要我们自己的证据。尽管人类对于疾病的认识和处理方式在很大程度上都可以共享，比如，无论是荷兰人还是中国人，碰到结直肠癌症都应该想办法早发现、早切除，但是对于另外一些疾病，我们就未必能套用西方人的研究结果。例如结直肠息室炎，西方人一般多见于左侧结直肠，但亚洲人却以右侧见多。那次大会就有来自亚洲的医生问台上的演讲者，对亚洲人的某种疾病的治疗有没有什么意见。台上医生的回答很苦涩：“很抱歉，没有。”

为什么没有证据呢？很简单，因为缺乏临床研究。那么你一定会问：临床研究一直都这么难吗？并非如此。欧洲的很多外科大夫都喜欢追忆20世纪初的外科医生的黄金时代。那时的药物、技术、器材的发展日新月异，因此很多曾经必死无疑的疾病第一次有了生机。当时，医生想要做临床研究从来都不愁找不到病人，甚至会有很多病人求医生让他们当“小白鼠”，在他们身上试验新技术，因为那是他们活下去的唯一机会。

然而，现代医学的变化已然天翻地覆了，很多我们之前认为必死无疑的疾病现在都已经是药到病除的小毛病了，很多科学家都相信，艾滋病这样的不治之症也将在不远的将来被人类战胜！我们似乎从一个雪中送炭的时代走向了锦上添花的时代。在这种大环境下，不难想象医生要找到临床研究所需要的被试会有多么困难。

但医学研究的脚步，绝不会因此慢下来。

被态度化的免疫疗法

一个年轻人得了癌症，根据某个搜索引擎提供的信息前往一家医院，在其中一个科室进行了所谓的“免疫疗法”，结果倾尽家财还是无法改变自己的命运。这一事件曾经引爆网络，直到到今天还时常被人提起，有人将矛头指向那家搜索引擎，也有人认为这不是一方的责任。

暂且不说是谁的责任，我们很多人经常会犯一个错误，那就是只以态度而非科学数据来做决定。很多国家每研发一种可以用在病人身上的新药，都需要获得确凿的科学数据，即便这要耗时多年、耗资巨大，但国内有的机构似乎并不需要这样做。事件中所说的免疫疗法究竟有没有效果，不靠临床研究不靠试验，只靠口碑和搜索引擎广告，这本身就是一种不负责任的做法。似乎绝大部分人都不太关心“免疫疗法”的临床研究数据。

如果抛弃态度，我们从科学的角度来看看已经被妖魔化的免疫疗法，或许就会得到不一样的结论。针对癌症，医生目前能够采用的办法虽然很多，但都有着共同的问题，那就是对人体损伤太大，而且癌细胞清除不彻底。就好像攻击恐怖分子时用了大量的高性能炸弹，虽然能把坏蛋的老巢夷为平地，但总是有问题。一个就是难免伤及平民，无论手术做得多好，总是需要切除一些肿瘤周边的组织，放疗、化疗以及手术治疗本身也会给患者带来很多副作用，且目前没有办法完全消除这些副作用。另一个问题就是很难彻底铲除肿瘤细胞，肿瘤细胞就像恐怖分子，现有的大部分治疗方法虽然能把老巢消灭，但难免有细胞已经隐藏在身体的其他部位，即便手术范围再怎么扩大，或者再怎么使用放化疗去扫荡正常组织，也无法彻底清除。

而免疫疗法的出现实在是让我们这些肿瘤科医生很兴奋，因为比起目前的外科手术或者放化疗这些大规模杀伤性武器而言，免疫疗法就像高精度打击目标的战术小分队。它的战术主要有两种：一个就是通过提高体内免疫细胞的战斗水平，使他们能够识别出恐怖分子，予以消灭；另一个是通过标记肿瘤细胞，这样即便体内的免疫细胞并没有经过特殊训练，也能够通过找记号来定点清除肿瘤细胞了。

这种方法可能带来一场癌症治疗的革命，因为从原理上分析，它能够真正实现精确打击，避免了癌症治疗的很多副作用。大多数科学工作者都会觉得这样的研究前景很美好！但我们心里也清楚，这样的武器是否真正有用，还需要大量的临床数据支持，来明确它的作用与可能导致的副作用。

免疫疗法只是很小的一个例子，我们即便把范围拓展到大大小小的疾病诊疗指南，这些与我们日常生老病死息息相关的医疗指导性文件的情况还是没有改变。我们大多时候只能跟在欧美或者日韩的后面，他们说什么，我们做什么。为什么？因为我们没有数据。西方人的疗法对我们有没有用？不知道。亚洲常见而西方少见的病该怎么治？不清楚。或许那些国外的医药公司会更乐于研发新药——如果成功了就全世界卖，失败了换个包装可以在中国卖，因为我们不需要数据……

记得曾看过一条新闻，妇女乘火车被搜出子弹，因为她听说弹药粉下药可以治疗脑血栓，于是到处托人花钱买来一些。这样的例子在国内一点都不少见。

如果说下一个免疫疗法不是“离我们不远”，而是“一直就在我们身边”，这才是更令人悲痛的。

PART 5

第五部分：成长

如果说国内哪些医生困惑最多，恐怕还是要数年轻的医生吧。中国培养了数以百万计的医学生，但最终留在临床的比例却低得可怜，其中的各种原因不想在此多说。在本书的最后一部分，我想跟读者分享一个年轻的荷兰医生是如何成长的。

从外科培训生到外科医生

这个主题用From a Trainee to a Surgeon这句英文来表达，给医生的感触会更深。

荷兰住院医师的一天

我经常听到一个说法：国外的医生如何如何……如今我身在国外，每日都同这群国外医生混在一起，于是有机会了解他们的生活。我们先说说低年资住院医师吧。

同事佐拉出生在阿富汗。不用说当外科医生了，那个国家的女孩连学医都是很难想象的。13岁的她从阿富汗移民到荷兰，这改变了她的人生轨迹，使她有机会通过自身的努力实现梦想。当然，实现梦想的道路是充满艰辛的。幸运的是，荷兰是不太讲究背景与人脉的地方。她也觉得移民背景并没有给她实现梦想增加壁垒。佐拉跟我同一年迈入医学殿堂，2005年开始学医，现在刚做外科住院医师半年余。与国内不同，即便在这个荷兰最大的医院里，外科每个专业组病房的床位不过八张，佐拉最近负责三个专业组病房，共20多个病患。由于教学医院的患者基本都是疑难病或重病，工作负荷很大。以下是她的日常工作时间表。

- 7:45，早交班。和国内不少医院类似，每天早上八点之前，外科就开始早交班了，碰上有报告讲座，工作开始的时间还得提前15分钟。早交班的内容无非是昨夜病人的情况，以及今日将要入院的病人概要等。
- 8:00，巡查病房。交班之后自然是要开始查房。在上级医师的带领下，询问患者病情并进行针对性查体等，到所有病房转一圈下来至少一小时。
- 9:00，病程记录。查房之后住院医师需要对疾病发展和治疗过程予以记录，并且在上级医生的指导下进行治疗、观察方案的制订。所有病程记录、医嘱处理完毕一般需要两小时。
- 11:00，门诊（或急诊）。写完20多个病人的病程记录通常已经11点了。这时候住院医师会被安排到门诊或急诊，处理由家庭医生转来的预约门诊病人或是急诊病人的病情。

- 12:00，午餐。住院医师没有固定的午餐时间，工作轻松时可能在12点左右和同事一道去医院餐厅吃饭。如果门诊或急诊工作繁忙的话，根本没有时间去餐厅，通常抽空抓个三明治就当午饭了。
- 12:15，大查房讨论。中午一般是大查房时间，和国内的三级大查房类似。住院医师汇报病历之后，外科大夫及教授针对治疗、手术方案等问题进行探讨。
- 14:00，巡查病房。大查房之后，外科大夫会带着住院医师再一次逐个查看病人情况，之后，住院医师完成出院病人的手续等工作。
- 16:00，交班。交代病房病人当天的情况，并讨论明日手术病人的准备与术式等。
- 17:00，查看病人。住院医师在下班前再次查看一圈自己的病人，特别针对比较棘手的病人会重点予以关注并告知夜班医生。
- 18:00，下班。这个时间并不固定，最近，佐拉的几个危重病人的情况处理完一般都是晚上七点了。当然，如果病人的状态平稳，也能在五点左右正常下班。

以上也是荷兰低年资住院医师最典型的日常工作时间，

其内容同国内教学医院的情况基本类似。不同的是，国内的住院医师多会参与自己主管病人的手术，但荷兰低年资住院医师真正参与手术的机会并不多，教学医院尤甚。大多数手术由教授、外科大夫和高年资住院医师（类似国内住院总医师）完成，只有人手不够的时候，低年资住院医师才有机会“上台”。

此外，荷兰住院医师值夜班和国内有所不同。国内不少医院采用排班方式，每人每月轮到几次夜班。而荷兰住院医师在科室内首先连续上三周上述白班，然后是一周小夜班，从13点到23点，接着是一周夜班，所以他们在换班过程中一直都在调整自己的生物钟。

佐拉说，“探索生命，呵护健康”的追求使她踏上这条路。理由通俗却不乏真诚。她在刚进入医学院时就参与临床研究，并且和其他荷兰外科住院医师一样，正考虑申请读博士，将来再拿双博士学位——梦想与追求的践行，从来不易。

外科医生的培训

跟我合租公寓的同事弗雷克刚结束了他为期六年的外科医生培训，正式获得荷兰外科大夫的资格。这两天，我们在饭后闲聊时说起了荷兰的外科医生培训。

外科医生，特别是普通外科医生是荷兰最热门的专业之一，每年全荷兰招收人数都很少，例如鹿特丹及周边地区仅招二三十人。外科培训一共六年，包括四年大外科训练和两年专业外科训练。这些培训在某一个区域的多个大小医院中开展，以保证医生培训过程中既能够接触到常见病，也能够在大医院中参与疑难杂症的诊疗工作。

弗雷克的临床技能十分出色，和他合作手术时，我深感其速度与质量要比其他人好很多。他当年应聘培训生时就因出色的临床水平而在不是科研博士的情况下被鹿特丹外科培训基地录取，他现在成了荷兰最年轻的外科大夫之一。他说，荷兰外科医生培训的最大特点就是“因材施教”，根据不同人的能力来安排教学的进度。导师需要对培训生进行评估，评价他们的医疗、手术操作水平，并与其他培训生比较优势和差距。

荷兰有个全国联网的数据库，里面对不同疾病的诊疗要点进行了分类，对手术操作的了解也从“一般了解”到“独立完成”甚至“可以教他人”等分成不同的五个级别。不同年份的培训医生对手术的掌握有不同的要求，但导师可以根据培训生的能力来安排相应的操作训练。弗雷克在培训一年以后就能够在指导下完成一些常见的胃肠道癌症手术；学习六年后，除了移植手术之外，其他胃肠道手术他基本能独立完成；而很多外科大夫即使完成培训，也只能在大手术中担任助手。

为了保证教学质量，荷兰政府每五年会对培训生所在医院进行评估。除了一些常规的检查，还会邀请培训生去“访谈”。为了避免假大空的套话，检察人员会提出非常刁钻的问题，把培训生逼上绝路，以找出医院培训的不足之处。

尽管教学看似是医院的额外任务，但所有医院其实都非常看重“教学医院”这个头衔。其中最大的原因之一就是：省钱。因为在荷兰养一名医生可不便宜，外科医生由医院发工资，而培训生却由国家“养着”，相当于医院的“免费劳动力”。而且，一旦失去外科培训资质，医院的内科、妇产科、儿科的培训资质也会受到影响，因此，没有哪个医院愿意承担这样的代价。

荷兰法律规定，外科培训生每周只有40小时的工作时间和八小时的学习时间，另外还有很多细则来防止培训生“过劳”，例如不能连续工作超过七天等。弗雷克每次上完一周的夜班就会有一周的休息时间作为补偿。而在国内，外科大夫在夜班之后还要正常工作一天，也就是连续工作36小时。荷兰医生的工作时间简直让人羡慕！

不过，外科培训生却“生在福中不知福”。他们并不希望法律对他们的作息太过约束，总是拿自己和以前的医生进行比较，以前的大夫可以尽情工作，六年培训后面对大部分手术都能独当一面，但他们却由于法律的“限制”，反而学得少了……哎，看来全世界外科大夫都有着类似的性格。

“爱”搞研究的外科培训生

每年高考填报志愿的时候，都会有很多医学前辈在社交网络上“警告”考生们不要学医！其中的理由多得不胜枚举，但我却认为，如果你真心喜欢一件事情，想做一件事情（例如当医生）的话，那就去做吧。

在我们研究组里，博士生都立志要从事外科医生或外科实习医生的工作。尽管大家都会对手上的临床研究全身心投入，但是如果要讨论未来会不会继续从事研究工作的话，所有人都会摇头。

有同事对我说，他们选择读科研博士并不是因为想要读或是喜欢读，却是他们自愿选择的。因为荷兰的外科医生几乎都要有临床、科研双博士学位，所以他们不得不为了这个目标去读科研博士学位。他们也希望能在手术室里挥洒青春，但为了实现那个梦想，就不得不选择暂时在实验室里与实验动物和实验数据斗法。这就如同很多中国的医学生都知道学医苦、学医累，但做出这个选择是为了实现从医的职业理想，即便知道目前国内大医院工资低、工作负荷巨大，依然希望能够留在好医院工作，就是为了能够在事业上取得更好的发展而不得不做出的选择。

都说荷兰人精打细算，但从另一个角度来看，我的这些荷兰同事在打职业算盘时并没有被短期的现实蒙住双眼，而是心甘情愿为了更长远的收益不断地付出努力。但是，并非付出就有回报。荷兰同事们付出两三年甚至更长的时间远离临床专心科研，最后可能依旧在残酷激烈的外科培训生竞争中落败，甚至最终只能做一名家庭医生，与手术室里争分夺秒的场面说再见。因此对他们来说，最重要的就是要在科研博士学习阶段证明自己的实力，以此向外科评审委员会证明自己在科研领域取得了丰硕成果，同时让他们相信这个医学生具备成为外科医生的能力。我的很多荷兰同事都有个非常显著的特点，那就是他们坚信：只要我足够优秀，足够像一个外科医生，评委就会选我做外科培训生，我也一定能够成为出色的外科大夫。

荷兰的女外科大夫

手术台犹如战场，总是给人血肉模糊、兵戎相见的感觉，因此外科一直被认为是男人的天下，女兵虽然有，却往往很稀有。但荷兰的女外科大夫似乎并不少见，特别是在年轻一线外科大夫之中，据说约1/4是女性。很巧的是，我们研究组八个博士生，恰好两女六男。这两名女外科博士生可谓“女中豪杰”，一位名叫Irene，身高一米九，是鹿特丹曲棍球俱乐部队员，“棍”法超群，另一位叫Eva，身高一米七出头（在荷兰女性中算中等偏下），性格直爽果敢、当机立断，她如果能说一嘴京片子那就是活脱脱一个北京姑娘。

“今日给猪八戒或其他鼠精兔妖（动物）开刀是为了明日给师傅（人）治病”，这是每个外科博士生的愿景。只是不少男同事长着两米的个子，但是却对抓老鼠有些畏惧，Eva开玩笑说他们是Hello Kitty；再看她俩动刀，那动作真是麻利干净。

一次开会，说起被耽搁的项目。Eva愤愤地对教授说：“您要是再不做决定，咱们就拿不到科研基金了！”老板哈哈大笑，对我说：“舟桥你看，这就是荷兰，女人可以直接指着上司的鼻子下命令。”Eva的话尽管不太礼貌，但看得出，教授喜欢她这种有担当的性格。外科上上下下的人都认为Eva太适合做外科大夫了，大家就等着她拿到PhD学位后进入外科成为一名真正的外科医生呢。

我曾问她，当初为何选择外科？她说：很简单，因为她发现自己喜欢做手术，喜欢手术带来的成就感。很多医学生选择外科的原因也是如此。曾经与Eva和Irene聊天，说起在中国的女性即使喜欢外科但最终选择其为终身职业的人凤毛麟角，因为这样的选择往往会牺牲自己的业余时间，甚至家庭、亲情等，她们的付出要比男性更多。她们苦笑着说：在荷兰又何尝不是如此。虽说荷兰大多数医院的病人数、手术量和中国的大医院根本没法比，但他们的工作量以及工作压力同中国同行比起来有过之而无不及。荷兰外科住院医师人数少，每个住院医师几乎要负责整个病房的病人，因此一个人管30张床对他们来说是家常便饭。真正到了手术台上，住院医师的动手机会并不多。他们的主要训练机会来自手术台下，外科住院医师的临床工作完成之后，经常会被安排进行操作技能的训练，有时还会练习到深夜，绝不会因为你是女性而提前放你回家。平时的测试也数不胜数，想要过朝九晚五的规律生活绝对无望。荷兰住院医师培训制度完善，外科竞争激烈，住院医师往往需要承担来自临床工作、技能培训、基础科研这三方面的压力。

如果想在荷兰的大医院找到工作，绝大多数外科住院医师都会攻读外科PhD（科研博士）学位，这样在申请工作岗位时就是MD-PhD（临床和科研双博士）头衔，更具有竞争力。但久而久之，人人都成了双博士，谁要不是，反而成了少数派。

我们不妨如此一算：荷兰医学院学习六年获MD学位，攻读PhD学位大约三年，住院医师培训需要六年，历经15年的长跑之后才能抵达外科医生这一终点。如果在19岁上大学的话，最快也要在34岁才能成为真正的外科大夫——这样的年纪对于女性而言无疑很有压力。

踏进医学院校时，每个人都带着梦想而来，但在手术台上叱咤风云、救死扶伤的梦想总是很容易被现实击败。即便在PhD毕业之后即将迎来更加辛苦的住院医师工作，但只要说起手术与开刀，Eva和Irene与其他所有的男同事一样，眼中总是放光，脸上满是笑容与期待，她们比男性更深知“苦涩的旅途中只有坚持与热爱，自己的梦想才能够最终实现”这句话的内涵。

为理想而活

鹿特丹，为外科医生而骄傲

在荷兰，医生绝对是一件令人骄傲的职业，想要在炙手可热的外科成为一名外科大夫更不简单。前文提过，成为外科大夫必须经过为期六年的外科轮转培训，而近几年，想成为鹿特丹这样的热门地区的外科培训生，几乎都要有临床和科研双博士学位。如果能在这里获得培训生资格，对于任何立志于在手术台上抛洒青春热血的医生而言，都是一个天大的喜讯！我在前文提到过的女同事Eva，就成功入选了那年的新一批外科培训生名单！

世界各地庆祝喜事都有着不同的方式，中国人习惯请客吃饭，而荷兰的方式是开派对（Party）。风车国算得上是一个充满派对的国家，我见过最有意思的派对，是为了庆祝周末到来而在周五下班后开的小派对。在荷兰，常见的派对和不少人想象中的那些人人烂醉如泥的疯狂派对有所不同，它是一种类似社交聚会的活动。大家找个酒吧（而非夜店），不必身着正装，以喝啤酒聊天为主，一般情况下大家并不会喝醉，而以酒至半酣为最佳状态。

记得那一年，医学中心照例为新一批培训生举办庆祝派对，所有的外科住院医师和研究生齐聚一堂，为新培训生庆祝。在派对上，医学中心的外科培训负责人会宣布新一轮的培训生名单并逐一介绍他们。此外，他还会为每位新生送上一个小礼物：一把小刀。Eva向我解释说，因为新的培训生都是“新人”，所以医学中心和负责人“信不过”他们，就先送一把只能削土豆的小刀，等到他们培训结束之后，外科技术过硬了，再送他们一把切肉的大刀！如此创意实在令人拍案叫绝。Eva边说边给我“亮剑”，那确实是一把再普通不过的削土豆的小刀，放在厨房里很容易被人遗忘在某个角落，但这把小刀一定会被Eva珍藏。

除了具有“深意”的礼物，每次庆祝派对都有一个有趣的主题。上一次培训生庆祝派对的主题是达人秀，外科培训负责人扮演达人秀的演员，三个人选培训生则成了评委，这次的主题是电影《101忠狗》。在派对的宣传海报上，负责人被画成了电影里坏女人的模样，而六个入选的培训生则成了一只只小斑点狗。在派对现场，六个培训生戴着狗耳朵头箍，即便在酒吧拥挤的人群中也很夺人眼球。当六名新培训生一起站在酒吧的小舞台上接受“坏女人”点名时，台下爆发出一阵阵的尖叫和掌声！

这样的庆祝派对并不是每个医学院都有，据说在荷兰所有的医学院里面，只有鹿特丹医学中心会为新生组织这样的庆祝派对。派对使得台上的新培训生成了闪耀的明星，这对在场的每一个人都是激励——在鹿特丹医学中心，大家都拥有着作为外科医生或者外科研究生的荣耀。

对了，尽管派对是医学中心组织的，但“小气”的荷兰人可不愿意花公款来消费这么多啤酒，所以派对的开销是新培训生埋单的。几十个人在酒吧里喝一晚上，开销是非常大的，但每个培训生也倒乐意“出血”，毕竟能进入这里学习也的确值得庆祝一番。

荷兰外科大夫择业观

几年前，微博名人“急诊科女超人于莺”从北京协和医院辞职并转战到私立医院的消息在医生圈引起了热烈讨论。不少人支持她选择自己的事业与生活，也有不少人持相反观点。“女超人”离职的一个重要原因在于科研在国内技术职称中所扮演的作用。关于这个话题的讨论在国内医疗圈内一直没有停歇。国外对此也有很多讨论，我们不妨来看看荷兰的外科医生是如何选择职业的。

我在前文中说过，在目前的荷兰，如果想做外科大夫，医生们往往需要读科研博士。那读科研博士的时候，大家除了科研还会做些什么呢？想在荷兰博士毕业不仅要发表一定数量的论文，还需要还写一本论著，阐述自己这几年研究的理论。按照这个要求，如果这些大夫能够顺利毕业并取得博士学位的话，那他们都应该具备了比较扎实的科研功底，能够继续在科研领域发展。那么他们会如何做出选择呢？

我在跟荷兰同事的聊天中了解到，他们大多数都想尽快回到临床，并非在科研领域就职。他们当中有一些人对我说：如果将来有临床试验，他们会非常乐意参与其中，帮助其他研究人员收集病例，但自己并不会特意开展新的研究。当然，也有一些同事希望在临床和科研两条路上同时发展。换句话说，他们希望自己将来不仅是外科大夫，还是科学家。

其实，从这些荷兰外科大夫的执业医院就可以看出他们的职业设想。想要在临床和科研领域双向发展的大夫会尽量留在教学医院，特别是大学附属医院。来这里的病人要么患有疑难杂症（例如需要器官移植），要么就有非常长的病史或者很多并发症，这使得医生的临床工作相对较少，大夫就可以把更多的时间花在科研上。 与他们不同的是，大多数一门心思专注于临床的外科大夫都会选择在非学术医院工作。这些医院手术量大，但大多疾病并非疑难杂症，导致大夫每天的主要工作就是做手术，很少有时间参与科研。

对于中国人而言，第一种选择可能是大家所熟悉的，也就是“女超人”于莺大夫之前所走的那条路：在大医院一边做临床，一边做科研，还要评职称。他们的收入与年资和技术职称挂钩。第二种选择，即大夫专注于临床，尽管在荷兰很常见，但对我国不少民众甚至医疗工作人员而言并不熟悉。可能有不少医疗同行会问：这些大夫不评职称的话，如何进行工作评估？工资收入又如何决定呢？实际上，这些大夫的工作并非由职称来评价，而是根据他们的临床技能来判断。临床水平高的大夫会被提拔为外科部门的合伙人，他们除了拿基本工资，还可从医院每年的外科赢利中获得额外的收入。

我有同事曾经研究过荷兰每年发表的外科研究成果文章的来源。他发现，教学医院的大夫发表的文章占大多数，而且这些文章的质量和所刊载的杂志的知名度也明显比较高。但这些文章并不直接和医生的收入挂钩。实际上，荷兰的不少大夫都认为专注临床能赚更多钱。更重要的是，荷兰外科这样的择业分配方式并没有给科研带来负面影响——这个弹丸小国每年所发表的高质量临床研究文章数量非常可观。

回到于莺大夫离职事件。也许我们已经习惯于大多数人的选择，从而忽略甚至排斥了其他可能存在的合理选择。我们可能很难真正了解这些选择到底孰好孰坏，但尊重他人选择的自由却是我们当下更需要的态度，这对医疗行业及很多其他领域都如是。

为理想而活

2013年10月25日，浙江温岭，一死二伤（编辑注：指发生在温岭市第一人民医院的患者杀医案，凶手后被判处死刑并执行）。又一次看到类似的消息，内心总像被掏空一样，感到理想变成幻想，现实失去方向。

虽然我不太了解荷兰年轻人的理想通常是怎样的，但现实着实给他们留下了很深的印记。我在国外时，几乎每次和中国留学生吃饭聊天都会谈及“理想”，但这似乎并不是荷兰人愿意谈及的话题。偶尔聊起生活时，他们中的有些人也会抱怨这个国家使得人们忘记了理想与奋斗而安于现状。社会福利的均衡使得辛勤工作者与凭借社会福利生活的人之间的差异并不明显。

不少荷兰人选择医生这一职业的重要理由就是医生的收入和社会地位都比较高，这些医生大都没有所谓崇高的奉献精神掺杂其中。这倒是很符合他们干练实际的作风。有些医学生希望生活轻松一些，于是他们会选择家庭医生作为专业；如果想多赚钱，就做外科大夫或是病理、放射科大夫。医生的职业对很多人而言是用来养家糊口的。

当然，并非所有荷兰医生都是冲着钱去的。因为他们的收入尽管比一般人高，但经过税收杠杆一调节，他们最多处于中等偏上的水平。我身边也有那些冲着“健康所系，性命相托”的誓言而从医的人。他们中不少人自愿去非洲实习或是当一名无国界医生，还有一些大夫乐于在医学领域探索创新。医学院里很多功成名就的老教授早就过了退休的年龄，但他们并没有回家安享晚年，而是依然每日在医学院钻研科学，穿梭于世界各地探讨学术。对于他们而言，医学事业和人类健康事业真正成了他们奋斗终生的理想和现实。

如果理想能和现实完美融合，就算得上圆满大结局了。不过作为一名医学工作者，我总以为理想是以现实为基石的。如果想要实现理想，首先要做到：活着。对于温岭杀医案中因伤死亡的王云杰大夫而言，现实把“活着”的权利都剥夺了，理想对他而言便无从谈起。

但对我们而言，理想还在。富足的物质生活并没有让所有荷兰大夫的放弃理想和追求；国内医患案件并不乐观的现实也没有磨灭同行们救死扶伤的信念。刚进入医学院时曾经许下希波克拉底誓言。乍一看言语似乎空洞乏味，现在回过头想想，却因为自己能够保持那份最初的理想而高兴。即便理想面临被现实摧毁的危险，但我依然愿意在遭遇“强拆”前经常加固自己的理想。

为理想而活，或许会更快乐。

医生的成长

我总有一个想法：人生在多数情况下并不是用来享乐的，更多时候，我们需要有一颗敢于面对困难的心，更重要的是，我们需要切实体验这样的痛苦。学医至今，我无数次地问过自己：医生的成长，住院医师的成长，是快乐还是痛苦？

我在荷兰留学时，国内的同学都是在一线奋斗的住院医师，每天都直面病人与家属。站在旁观者的角度，看着他们的工作与生活，听着他们偶尔的抱怨，心中又是另一番滋味。

坚持

身在国外时，我每当看到国内有关医疗纠纷的报道，特别是每隔一段时间就能听到国内医护人员被袭击的消息，心中的神经总是被牵动。通过网络，我也看到了同学的愤怒，听到了他们的感叹与悲哀。官方媒体也曾报道这类医疗纠纷“严重地影响了新入职医务人员的积极性”，但同学们还继续兢兢业业地坚持在自己的工作岗位上。

我很清楚地记得，在医生受袭事件之后，有个同学在微博上真诚地赞扬了自己遇到的一个通情达理的患者，这让医生自愧不如。他对我说，那些袭击事件毕竟是少数，现在还是好病人、好家属占绝大多数，真正蛮不讲理的很少。我想，他真是一个可爱的人。有这样的坚持、乐观、自省的态度，必将惠泽更多的患者。

当我把中国医生受袭击的事件讲给荷兰同事听的时候，他们都无法相信。荷兰医生的社会地位非常高，在荷兰医疗体系中，对医护人员的保护非常受重视。不仅是医护人员，即使是医院里的临时工也会受到保护。如果病人对某医疗工作人员的安全有所侵犯，除了要追究其法律责任之外，还会在其医疗记录上有所体现，他将被禁止在该医院就医。

教训

医生的成长恐怕都离不开“教训”这两个字。如果不是亲身经历，怎么会有足够深刻的记忆呢？尽管身边的同学做住院医师的时间不长，却已经开始经历各种教训了。

我国内的同学曾有个患者病情恶化了，他作为住院医师寝食难安，几夜都无法合眼。自我反省着可能这里做得不够好，那里想得不周到。他把患者家属的话告诉我，那份彻骨的心痛切切实实地透过文字传达出来。我看了之后很难过，却难以想象身为一线医生的他看了之后究竟会有多痛。

荷兰的住院医师比国内多了很多培训机会。离体操作、动物手术，这些方式使得住院医师的专业技能有足够的长进。但我个人的愚见认为，外科大夫的操作技术能也许能在手术台下训练，但是他的临场应变能力恐怕是动物实验教不会的。临床教学的大夫总是说：病人不会按照教科书生病的，临危不乱，“一夫当关，万夫莫开”的本领都是在实战中锻炼出来的。

就业

中国的住院医师一直以来都面临着难找工作的窘境，数百人竞争一个岗位的事情在中国从来都不新鲜。但实际上，荷兰住院医师的就业压力也非常大，他们的精神压力多来源于就业与竞争。

荷兰的医生培养本来是根据需求决定的，理论上需要多少外科大夫就会培养多少。但金融危机使得资本主义国家纷纷缩紧医疗开支，荷兰庞大的医疗与财政负担不得不让政府缩小医疗开支，医生的工作岗位一下子少了很多，因此住院医师的竞争就更加激烈了。在业余时间里，住院医师们最希望做的事情就是发表更多的文章，更好地充实个人简历，以便将来求职的时候能够找到一份好工作。

心态

一些人把医生描绘得冷漠、无情、贪婪，但作为当下的旁观者，我只能说我看到的和体会到的并非如此；一些人觉得患者与家属谋划着以医闹致富，作为暂时脱离临床工作的旁观者，我只能说我看到的绝大多数情况并非如此。

苏轼和佛印禅师之间曾有一则故事，说的是：心中有佛，看人即佛；心中有屎，看人即屎。我看到的那群住院医师并没有欧美医生那么崇高的社会地位，却依旧乐观、热爱医学；他们没有西方大夫们的优厚收入，但依旧坚持、不言放弃；他们在一个并不如意的医疗环境中成长，却仍然自省、坦然面对。尽管我依旧不明白住院医师的成长究竟是快乐还是痛苦，但这样的一群人，确实非常可爱，难道不是吗？